kidpilates

Kidpilates

Iª edición. Septiembre, 2009

D.R. © 2009, Sofía-Pérez Pavón Vela

D.R. © Ediciones B México, S.A. de C.V.
Bradley 52, Col. Anzures. 11590, México, D.F.

www.edicionesb.com.mx

ISBN: 978-607-480-030-2

Fotocomposición: KrearT Servicios Editoriales S.A. de C.V.

kidpilates

Sofía Pérez-Pavón Vela

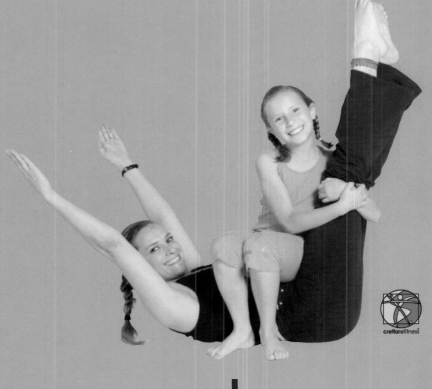

EDICIONES B
GRUPO ZETA

Barcelona • Bogotá • Buenos Aires • Caracas • Madrid • México D.F. • Montevideo • Quito • Santiago de Chile

Agradecimientos

A mis hijos Rebeca y Fernando por haber contribuido a hacer realidad este sueño, ellos me apoyaron paso a paso durante los casi cuatro años que se llevó el desarrollo de esta disciplina además de participar en algunos de los procesos creativos, lo que cultivó en nosotros senderos indescriptibles.

Este Libro se lo dedico a ellos y a todos los niños del mundo. Recuerda que todos tenemos un niño dentro.

Fotografía de Adrián Montes

Niños en las fotos: Rebeca y Fernando Alatorre, Andrés, Carlos, Manola y Alejandro Vela, Ana Laura González, Fernanda y Manuel González

Ilustraciones: Fernanda Sepúlveda, Sergio del Río, Juan José Navarro, Felipe Herrera y Sofía Pérez-Pavón Vela

Índice

Queridos padres:

Entre los hábitos más preciados que heredé de mis padres fue el de hacer ejercicio; gracias a éste, en cualquiera de sus manifestaciones, aprendí a la vez la importancia de la camaradería, de la disciplina y perseverancia en cualquier ámbito, el trabajo en equipo, a ser responsable de mí, de mi cuerpo y de mi salud.

Con el paso de los años me pude concientizar de la relevancia que hay en mantener una mente sana en un cuerpo sano, así como del balance que debe existir entre mente y cuerpo para consolidar una mejor calidad de vida.

Es de todos sabido, como dice el refrán que "La mejor medicina es la prevención", con este precepto como punto de partida es que nace Kidpilates, un programa que resulta funcional tanto para fomentar la salud en nuestros hijos desde temprana edad y en ustedes, así como estimular la comunicación, la convivencia en familia, en grupo, con amigos y en su hábitat como una manera natural de ver y vivir la vida.

Como madre, al igual que ustedes, mi mayor interés es que mis hijos no sólo sean saludables, sino que disfruten de su existencia de manera plena y sobre todo prepararlos para que en el futuro tengan las herramientas suficientes para cuidar de sí mismos, con salud tanto física, mental, como emocional, y que puedan a su vez contribuir a que sus semejantes sean cada vez mejores seres humanos.

En algún momento, todos hemos experimentado una sensación de satisfacción y tranquilidad que se da a través de lo físico; me refiero a ese instante en que uno entra en comunión con uno mismo, en que se siente sano y seguro de enfrentar al mundo con una sonrisa; es mediante juegos y ejercicios sencillos y fáciles de adaptar a la rutina diaria que Kidpilates busca ser la herramienta idónea para que todos los miembros de la familia, del salón e incluso quienes integran nuestra comunidad, encuentren ese momento vigorizante día a día, además de aprender a ser conscientes de su corporalidad y todo lo que pueden hacer con ella, trabajando no solamente los músculos si no también la imaginación y creatividad, que su cuerpo está lleno de regalos y es cuestión de conocerse para saber cómo usarlos, de aprender a tener una disciplina y luchar por lo que se quiere. Esta disciplina está diseñada para que todos puedan participar; recuerden es para grandes y pequeños, al realizarla como un ejercicio cada uno de los participantes obtiene beneficios innumerables los cuales mejoran condición tanto física como mental, su cuerpo se transformará reduciendo la grasa sobre todo en el área abdominal, su sistema inmunológico será más fuerte y efectivo al igual que su metabolismo, se sentirán más energéticos, se comunicarán mejor, se conocerán mejor. Más de quince años de investigación, experimentación y práctica están contenidos en estas páginas, confío en que en ellas encontrarán la manera de establecer costumbres saludables para su familia y quienes los rodean, para así disfrutar a plenitud la aventura de estar vivos.

Afectuosamente,
Sofía Pérez-Pavón Vela

13

Introducción

Nada te puedo dar que no exista ya en tu interior.
No te puedo proponer ninguna imagen que no sea tuya....
Sólo te estoy ayudando a hacer visible tu propio universo.

Herman Hesse

¿Sabes qué hay en tu interior?

Cuando me hacía esta pregunta, contestaba lo que imaginaba, pero cuando descubrí la disciplina de Pilates, tuve un entendimiento completamente distinto de lo que hay en mi interior y de cómo se relaciona con el exterior para hacer visible mi propio universo al relacionar mi mente con mi cuerpo en armonía, con una absoluta conciencia a través de nueve principios: concentración, control, centro, respiración, fluidez, aislamiento, precisión, visualización y disciplina en conjunto, me atrevo a decir que gracias a ellos entendí el significado de lo espiritual.

Conocí la disciplina de Pilates en mi edad adulta, tengo dos hijos: Rebeca y Fernando; a ella le diagnosticaron escoliosis (la columna vertebral tenía una malformación en forma de S), para entonces yo era máster trainer de Pilates para adultos, y cuando el doctor me dio la hoja de los ejercicios que mi hija tenía que hacer, reconocí que eran muy parecidos a ciertas posturas de Pilates, así es que le pregunté al doctor si podía darle los ejercicios de Pilates y él me dijo que era excelente, que de hecho iban a rehabilitarla mejor que los que él recomendaba.

Al principio quise enseñarle los ejercicios como a un adulto, pero me dí cuenta que no le gustaba hacerlos y no soportaba la fuerza en su centro, comencé a replantear la metodología y adecuarla a sus intereses. Como un juego, con cuentos, historias, productos de su imaginación y de la mía, usamos juguetes que eran apropiados para efectuar las posturas y empezó a ejecutar sus ejercicios con una gran sonrisa. En menos de dos semanas, los dolores se habían reducido más de un 70%, por ello comencé a estudiar sobre la anatomía, fisiología, cinestesia en la niñez para poder adaptar la metodología Pilates de una manera que los niños entendieran, les gustara y la pudieran practicar para su beneficio.

La mejoría resultó no solamente en lo físico-mental, sino también en lo emocional, en las relaciones interpersonales. Nuestra relación comenzó a tener mucho más apertura y entendimiento, y ella comenzó a adquirir mayor seguridad. Partiendo de ahí lo comencé a aplicar con Fernando, para apoyarlo en su examen de cinta negra en Tae Kwon Do.

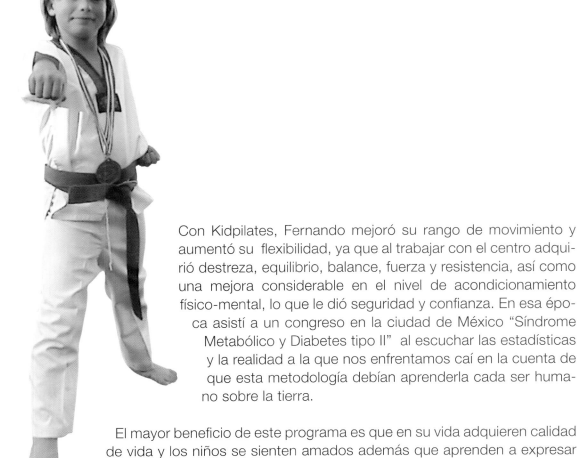

Con Kidpilates, Fernando mejoró su rango de movimiento y aumentó su flexibilidad, ya que al trabajar con el centro adquirió destreza, equilibrio, balance, fuerza y resistencia, así como una mejora considerable en el nivel de acondicionamiento físico-mental, lo que le dió seguridad y confianza. En esa época asistí a un congreso en la ciudad de México "Síndrome Metabólico y Diabetes tipo II" al escuchar las estadísticas y la realidad a la que nos enfrentamos caí en la cuenta de que esta metodología debían aprenderla cada ser humano sobre la tierra.

El mayor beneficio de este programa es que en su vida adquieren calidad de vida y los niños se sienten amados además que aprenden a expresar su amor y cuidarse a sí mismos. Los beneficios son para todos los participantes; si lo aplican en familia entonces será entre padres, hijos y hermanos; en el caso de un maestro, instructor o entrenador físico, entonces mejora la relación entre los alumnos, ya que aprenden la no competencia; a que lo importante es saber retar su cuerpo y hasta donde éste es capaz de llegar, a hacer conciencia sobre lo que sienten,

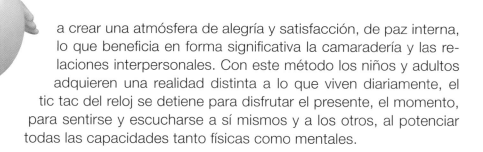

a crear una atmósfera de alegría y satisfacción, de paz interna, lo que beneficia en forma significativa la camaradería y las relaciones interpersonales. Con este método los niños y adultos adquieren una realidad distinta a lo que viven diariamente, el tic tac del reloj se detiene para disfrutar el presente, el momento, para sentirse y escucharse a sí mismos y a los otros, al potenciar todas las capacidades tanto físicas como mentales.

En la actualidad las estadísticas son aterradoras, aproximadamente el 40% de los niños entre los 5 y 12 años tienen tendencia o han presentado problemas de sobrepeso, obesidad, hipertensión, colesterol, estrés, etcétera. Esto se debe a los malos hábitos y el sedentarismo a los que se enfrentan las nuevas generaciones. Desde los años 60`s la obesidad ha aumentado en un 54% aproximadamente y actualmente las cosas empeoran, se calcula que para antes del 2030, el 60% de la población tendrá enfermedades como diabetes, problemas cardíacos, sobrepeso y obesidad entre otros.

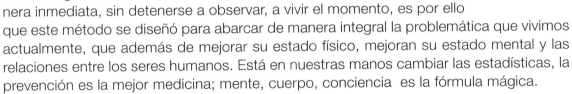

Además las relaciones de padres e hijos, maestros-niños, educadores físicos-niños, entre hermanos, entre amigos cada día se basan más en vivir de manera inmediata, sin detenerse a observar, a vivir el momento, es por ello que este método se diseñó para abarcar de manera integral la problemática que vivimos actualmente, que además de mejorar su estado físico, mejoran su estado mental y las relaciones entre los seres humanos. Está en nuestras manos cambiar las estadísticas, la prevención es la mejor medicina; mente, cuerpo, conciencia es la fórmula mágica.

Mens sana in corpore sano
—Juvenal (Sátiras, X, 356)

¿Qué es?

Es una disciplina que te enseña a coordinar el cuerpo con la mente, bajo un estricto control de conciencia para tener una buena calidad de vida.

Juego

Se colocan en círculo, se elige a alguien que diga: mente, cuerpo, conciencia; al decir mente se ponen las palmas sobre la frente; al decir cuerpo sus brazos cruzados sobre el pecho; al decir conciencia, los dedos sobre la parte posterior de la cabeza, y así el siguiente participante cambia el orden (cuerpo, mente, conciencia; conciencia, cuerpo, mente) y consecutivamente por turnos; si alguno falla, no pierde, sólo debe repetirse.

Se puede aumentar la velocidad.

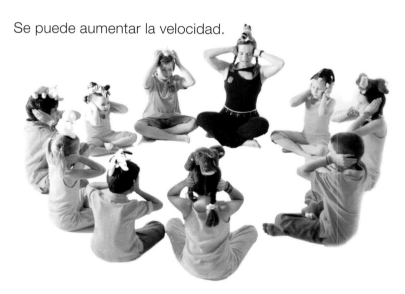

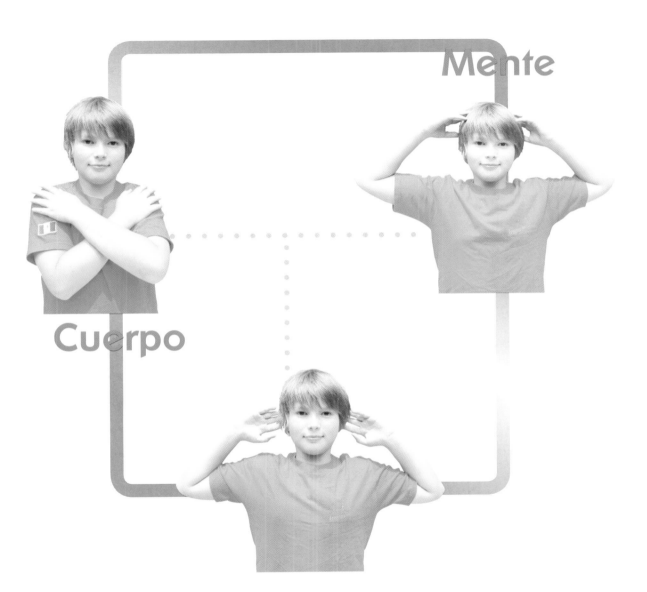

Mente

Cuerpo

Conciencia

Los nueve principios

Siempre debes usarlos, cuando haces
Kidpilates y en tu vida diaria.

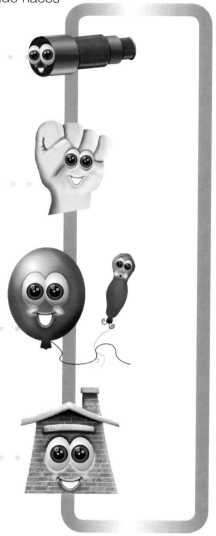

Concentración focaliza

Control domina

Respiración entra y sale

Centro origen de la fuerza

Fluidez continua

Precisión hazlo exacto

Aislamiento base

Visualización imagina

Intuición cuídate

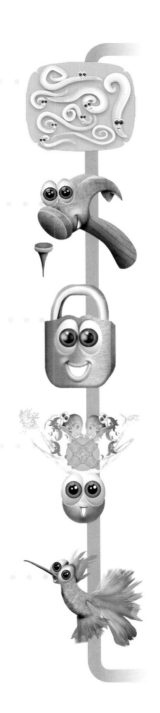

¿Qué necesitas para hacer Kidpilates?

Es importante que tengas:

- El cuerpo y mente en conexión.

- Un tapete o colchoneta.- Para no lastimarte al trabajar sobre piso.

- Un peluche muy suave o Kidcostalito (cualquier muñeco o costalito con relleno de bolitas pequeñitas que se amolde a tu cuerpo).- Éste lo usarás para poder entender mejor como mantener el centro y como elemento de aislamiento.

- Un cobertor muy suave (cualquier cobertor que tenga una textura muy suave, y el tamaño para envolver tu cuerpo).- Para taparte y mantenerte con una temperatura rica.

- El estómago vacío (por lo menos dos horas después de la última comida).- Cuando tu estómago está lleno necesita sangre para digerir de manera adecuada, si haces ejercicio como Kidpilates tus músculos requerirán también más volumen de sangre en las áreas de esfuerzo por lo que te puedes sentir mal, permite que tu cuerpo haga digestión antes de comenzar con Kidpilates.

Opcional

Puedes usar tu imaginación y sustituir lo que se indica por otra cosa que tengas en casa, o que quieras elaborar.

- Kidpelota.- Pelota con textura amoldable a tu forma.

- Pizarrón mágico.- Pizarrón que te dice el orden para ejecutar una rutina completa de Kidpilates.

- Pelota suiza (debe de ser de 45 centímetros, si tienes menos de 5 años dile a tus papás que la inflen a 40 centímetros).- Pelota de 40 a 65 centímetros con textura amoldable a tu forma.

- Material para arte.- Crayones, colores, acuarelas, pintura digital, plumones, gises, hojas, engrudo, papel periódico, palillos, masita (la puedes hacer tú), plastilina, arena, platos de cartón, cualquier material reciclable, etcétera.

- Libros y cuentos.- Como herramientas.

- Música.- Puedes hacerla con instrumentos, con tu cuerpo, o con material desechable.

- Instrumentos musicales.- Campanitas, platillos pequeños, palitos para tambor, instrumentos de percusión, etcétera.

Si quieres el material consulta la página web www.crettarofitness.com.mx

¿Cómo debes vestirte?

Lo más cómodo posible, pero que la tela de la ropa que uses no te estorbe, sin zapatos.

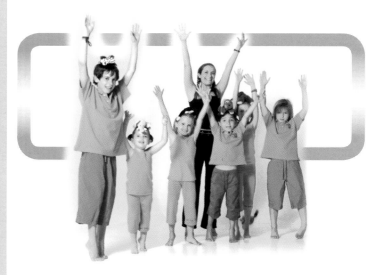

¿En dónde hacer Kidpilates

En cualquier lugar donde te sientas en paz, puede ser en el jardín, en tu recámara, en un estudio, enfrente del mar, en un salón de acondicionamiento físico, etcétera

¿Cuánto tiempo debes hacer Kidpilates?

respiración

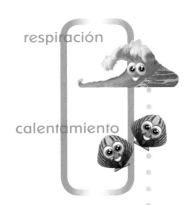

calentamiento

posturas rojas

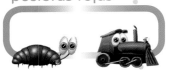

posturas verdes

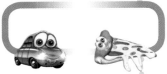

posturas anaranjadas

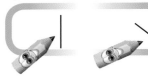

Si tienes menos de cinco años, 45 minutos
Si tienes de seis para adelante, 60 minutos

Puedes también hacerlo en menos tiempo, porque Kidpilates se puede hacer en cualquier momento; antes de dormir, antes o después de un examen, cuando necesites energetizarte, al estar triste, al estar feliz, cuando quieras relajarte, cuando tengas miedo, cuando tengas algún dolor, siempre puedes usar parte del programa

Si tienes poco tiempo y quieres seguir un programa de entrenamiento puedes seguir los siguientes esquemas:

Para 15 minutos:

una respiración, un calentamiento, ocho posturas: dos posturas rojas, dos verdes, dos anaranjadas, dos azules, metamorfosis

Ejemplo:

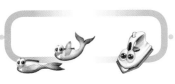

posturas azules

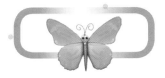

metamorfosis

27

Para 5 minutos:

una respiración, seis posturas: dos rojas, dos verdes, dos anaranjadas y la metamorfosis.

Ejemplo:

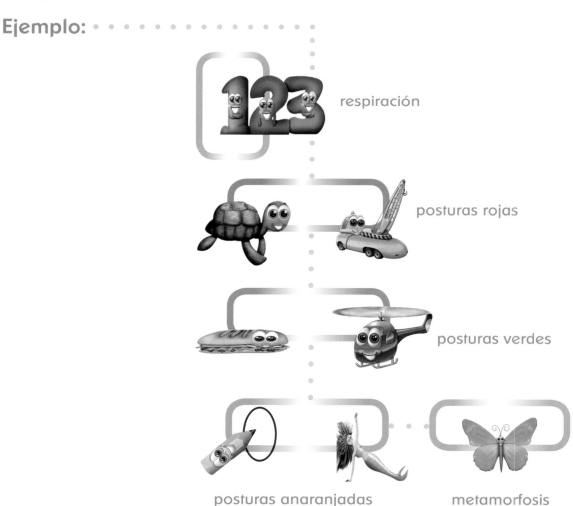

respiración

posturas rojas

posturas verdes

posturas anaranjadas

metamorfosis

Tus huesos

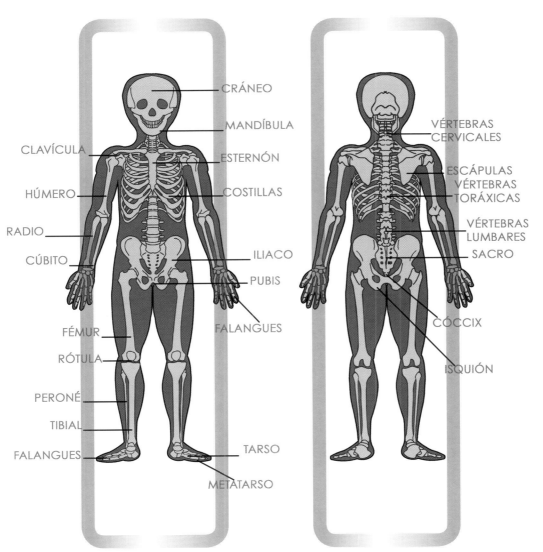

CRÁNEO

MANDÍBULA

CLAVÍCULA

ESTERNÓN

HÚMERO

COSTILLAS

RADIO

CÚBITO

ILIACO

PUBIS

FALANGUES

FÉMUR

RÓTULA

PERONÉ

TIBIAL

FALANGUES

TARSO

METATARSO

VÉRTEBRAS CERVICALES

ESCÁPULAS VÉRTEBRAS TORÁXICAS

VÉRTEBRAS LUMBARES

SACRO

CÓCCIX

ISQUIÓN

Tus músculos

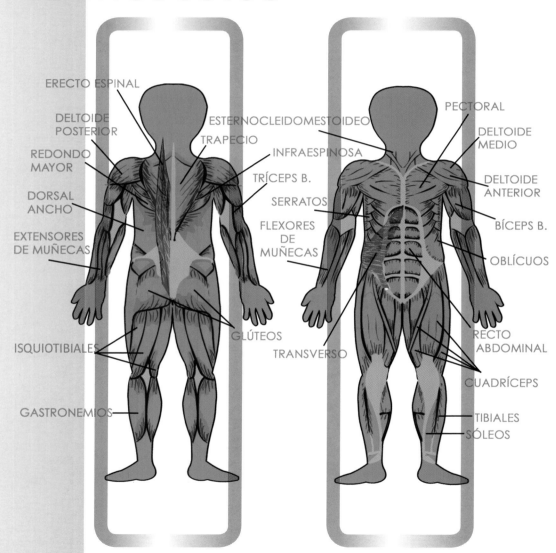

ERECTO ESPINAL

DELTOIDE POSTERIOR

REDONDO MAYOR

DORSAL ANCHO

EXTENSORES DE MUÑECAS

ESTERNOCLEIDOMESTOIDEO

TRAPECIO

INFRAESPINOSA

TRÍCEPS B.

SERRATOS

FLEXORES DE MUÑECAS

ISQUIOTIBIALES

GLÚTEOS

TRANSVERSO

GASTRONEMIOS

PECTORAL

DELTOIDE MEDIO

DELTOIDE ANTERIOR

BÍCEPS B.

OBLÍCUOS

RECTO ABDOMINAL

CUADRÍCEPS

TIBIALES

SÓLEOS

Los **músculos pintados de rojo** son los que hacen fuerza, los **músculos azules** son los que se estiran y sentirás relajados al terminar tu rutina

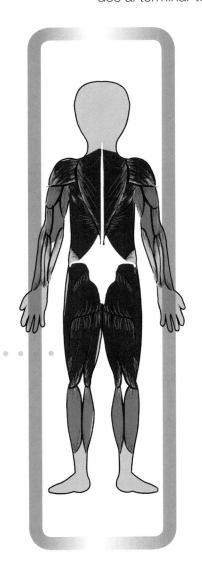
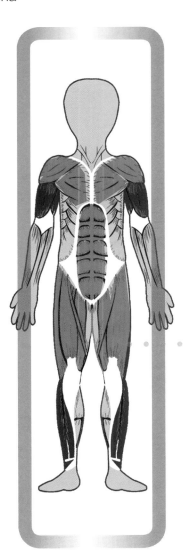

¿Cómo hacer Kidpilates?

Al iniciar tu sesión, primero ten listo el material que vas a usar, puedes usar el Pizarrón mágico; Kidpizarron (material de Kidpilates) o una hoja blanca donde escribas o dibujes los ejercicios y juegos que vas a hacer.

Respiración

Elige un ejercicio de respiración entre las siguientes opciones:

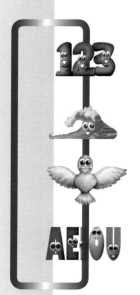

123 **(123)**

El mar **(Mar)**

Amor y paz **(Amorypaz)**

Las vocales **(AEIOU)**

El cinturón **(Cinturón)**

El conejo **(Conejo)**

Draco **(Draco)**

Fuego **(Fuego)**

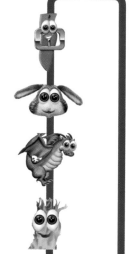

Ponla en el Kidpizarrón mágico o en tu hoja.

Ejemplo: Draco

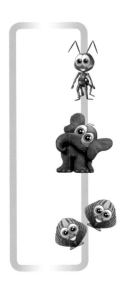

Calentamiento

Ahora elige un ejercicio de calentamiento de los siguientes:

Hormi **(Hormi)**

Pequeño Ele

Las conchas **(Conchas)**

Ejemplo: Conchas

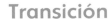

Transición

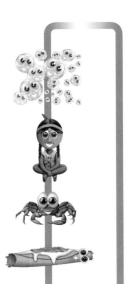

Elige una transición para hacer entre una postura y otra. Sirve para que tus músculos se recuperen. Al terminar dos posturas del mismo color haz una transición.

Burbujas

Indita **(Indi)**

Cangre

Tavo

Ejemplo: Burbujas

Kidposturas

- **Posturas Rojas:** Te servirán para fortalecer el abdomen. **(Musculín rojo)**

Elige dos posturas rojas:

Tortu

Chucho

Cochininja

Mandi

Grú

Puente

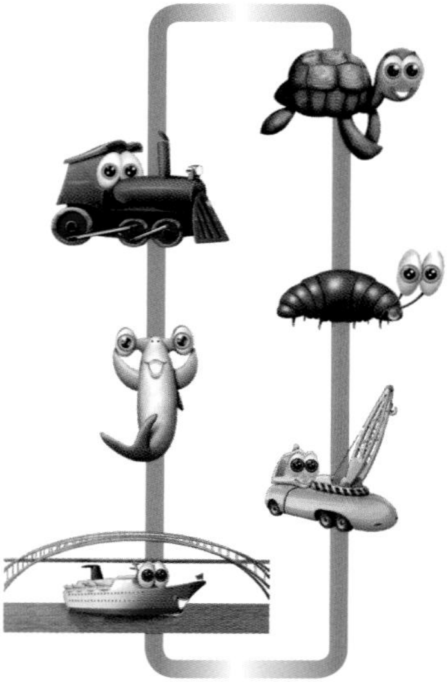

Ejemplo: Grú, Cochininja

- **Posturas Verdes:** Te servirán para fortalecer y rehabilitar tu columna vertebral. **(Musculín verde)**

Elige dos posturas verdes:

Carola

Sanwicho

Carrazo

Heli

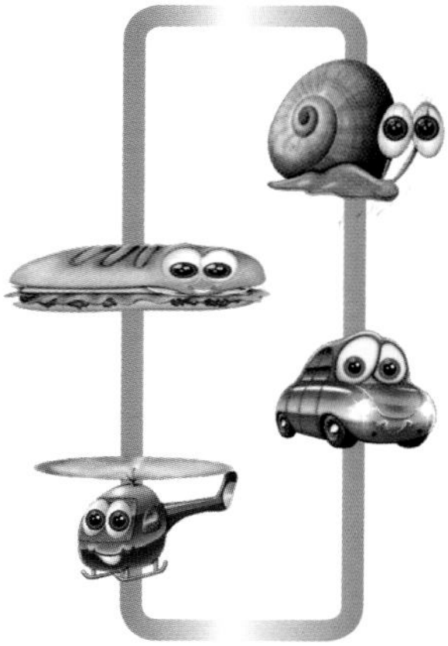

Sisi

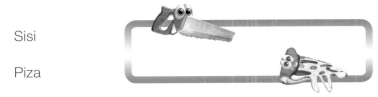

Piza

Ejemplo: Piza, Carrazo

- **Posturas Anaranjadas:** Te servirán para fortalecer la parte lateral de tu cuerpo, obtendrás una cintura pequeña. **(Musculín anaranjado)**

Elige dos posturas anaranjadas:

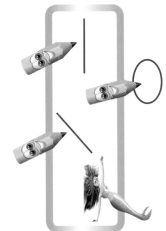

Lalo vertical

Lalo horizontal

Lalo círculo

Sire

Ejemplo: Lalo horizontal, Lalo círculo

- **Posturas Azules:** Te servirán para fortalecer la parte posterior de tu cuerpo y tu pecho **(Musculín azul)**

Elige dos posturas azules:

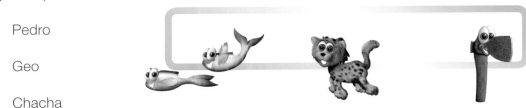

Pedro

Geo

Chacha

Chancha

Tija

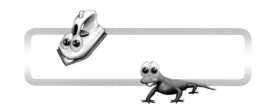

Ejemplo: Geo, Tija

- **Posturas Moradas:** Te servirán para promover la buena comunicación entre tus compañeros. Pueden utilizar también cualquier postura roja, verde, anaranjada o azul pero ahora hazlas en parejas o entre varios participantes.

Elige dos posturas Moradas:

La buena postura

Sombra

Subibaja

Los pies

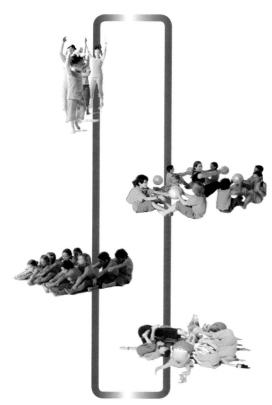

Ejemplo: subibaja, pies

Actividad de los principios

Elige un principio que no hayas practicado hace tiempo, toma una actividad, prepara el material. Efectúa las instrucciones de la actividad (**control, concentración, centro, respiración, fluidez, precisión, aislamiento, visualización, intuición**)

Ejemplo: respiración; principito

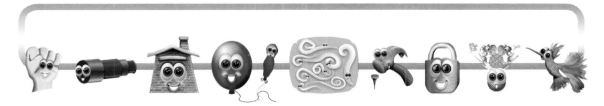

Relajación

Toma aceite, crema o pelotas.

Elije un masaje y hazlo.

Ejemplo: masaje pelotas

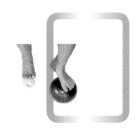

Metamorfosis

Elige una meditación y relájate.

Ejemplo: metamorfosis capullo

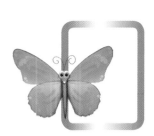

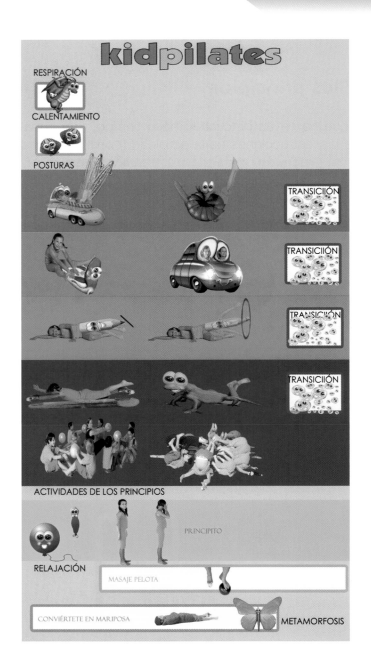

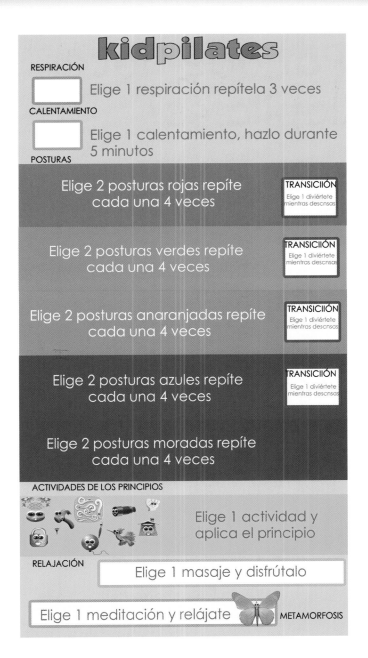

¿Por qué hacer Kidpilates?

- Porque te cuidas.

- Porque te vas a sentir mejor.

- Porque vas a ser más saludable.

- Porque vas a tener una mayor conciencia de tú cuerpo.

- Porque vas a ser más fuerte, resistente y flexible.

- Porque vas a prevenir enfermedades.

- Porque aprendes a controlar tu cuerpo.

- Porque vas a ser más feliz.

¿Para qué hacer Kidpilates?

- Para conectar tu mente con tu cuerpo.

- Para tener una mayor conciencia.

- Para mejorar tu calidad de vida.

- Para comunicarte mejor.

- Para poder expresar y sentir amor.

- Para divertirte.

- Para mejorar tanto tu condición física como tú estado anímico.

- Para que tu cerebro mande con más velocidad las órdenes.

- Para tener mejores relaciones con los que te rodean.

- Para disfrutarte.

- Para que aprendas a que siempre debes cuidarte.

- Para desarrollar tu creatividad.

- Para usar tu mente.

- Para ejercitarte.

- Para mejorar tu equilibrio.

- Para lograr tus metas y sueños.

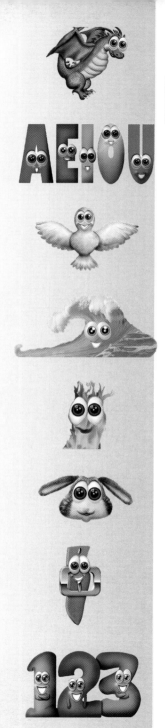

Respiración

Elige una respiración y hazla; si tienes pizarrón colócala en donde dice respiración; si no, escríbela o dibújala en una hoja de papel. Recuerda que las respiraciones las puedes hacer en cualquier momento de tu vida.

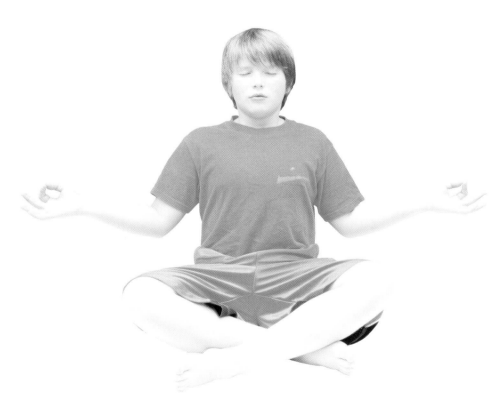

¿Cuándo utilizarlas en la vida real?

AEIOU

Fuego

Conejo

Para energetizarte · · · · Draco

Mar

123

Paz y amor

Para relajarte · · · · Cinturón

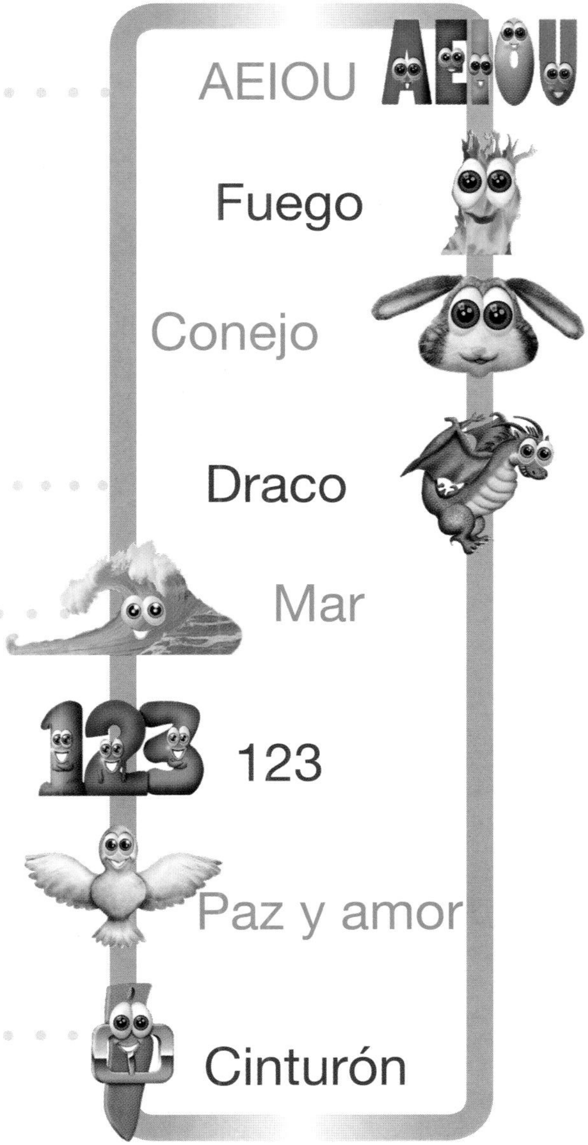

Respiraciones para relaja

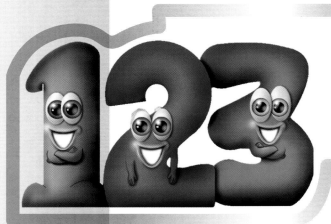

123

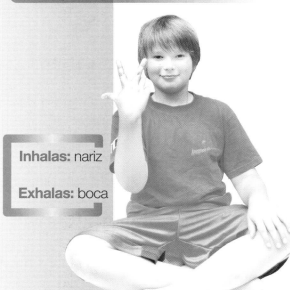

Inhalas: nariz

Exhalas: boca

- Posición: sentado, tu ombligo abraza de manera suave a la columna vertebral. Abdomen bajo dentro. Muy derecho.

- Inhalas por nariz al mismo tiempo que abres las costillas y cuentas 1, 2, 3 con los dedos.

- Exhalas por boca al mismo tiempo que cierras las costillas, cuentas con los dedos 3, 2,1.

- Repite de manera continua.

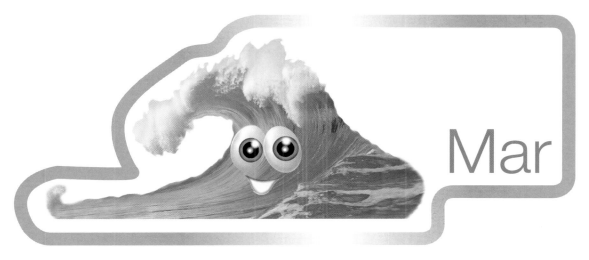

Mar

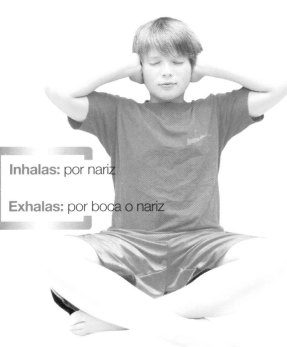

Inhalas: por nariz

Exhalas: por boca o nariz

- Posición: sentado, manos en forma de concha sobre orejas, ojos cerrados, mandíbula relajada. Abdomen bajo dentro. Muy derecho

- Inhalas por nariz lento al mismo tiempo que abres costillas. Antes de llenar los pulmones.

- Exhalas por nariz o boca, dependiendo de lo que estés trabajando, haciendo un ruido por la garganta para simular el sonido de la espuma de mar.

- Repite de manera continua.

45

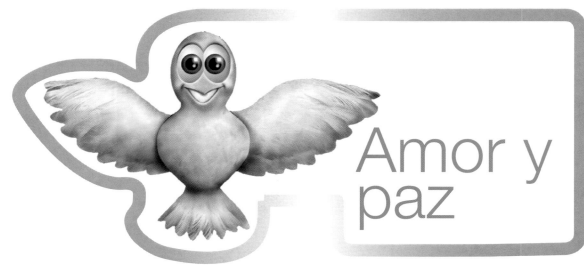

Amor y paz

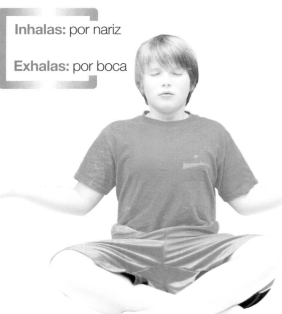

- Posición: sentado, ojos cerrados, mandíbula relajada. Abdomen bajo dentro. Muy derecho.

  - Inhalas por nariz amor al mismo tiempo que abres las costillas.

  - Exhalas por boca al decir la palabra paz de manera larga y continua, puedes pensarla en lugar de decirla.

- Repite de manera continua

46

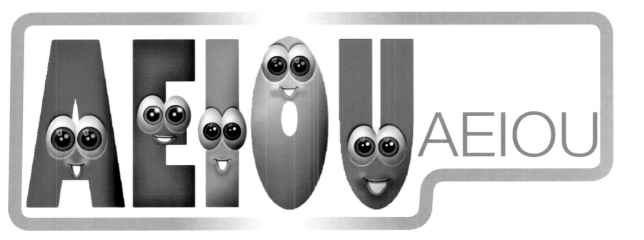

Inhalas: por nariz

Exhalas: por boca

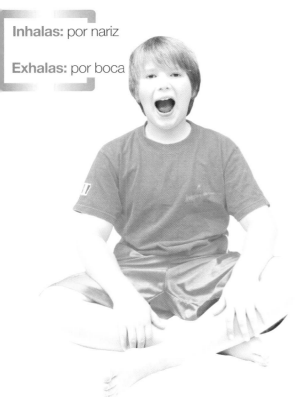

- Posición: sentado, mandíbula relajada. Abdomen bajo dentro. Muy derecho

- Inhalas por nariz al mismo tiempo que abres las costillas.

- Exhalas por boca al decir la letra A larga y continua, la segunda vez que exhalas dices la letra E, y así sucesivamente hasta terminar en la U, entonces repite lo más rápido posible: A, E, I, O, U (lento cada letra)... a,e,i,o,u (lo más rápido posible).

- Repite de manera continua.

Respiraciónes para energetizarte

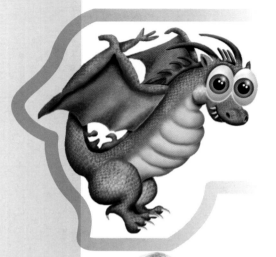

Draco

Inhalas: por nariz

Exhalas: por boca

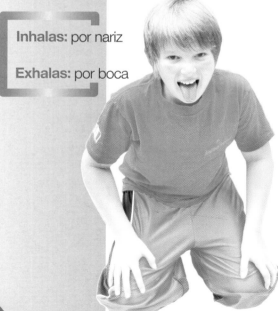

- Posición: hincado, mandíbula relajada. Abdomen bajo dentro. Muy derecho

- Inhalas por nariz al mismo tiempo que abres las costillas.

- Exhalas por boca al mismo tiempo que cierras costillas y te imaginas que el dragón quema un malvavisco, alargando la exhalación pero sin quemar el malvavisco.

- Repite de manera continua.

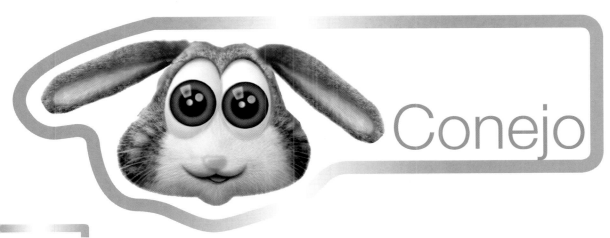

Conejo

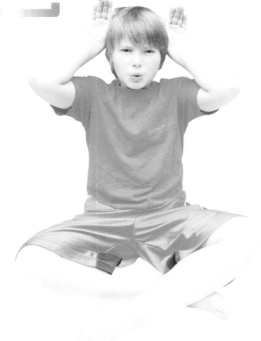

Inhalas: tres veces por nariz

Exhalas: tres veces por boca

- Posición: acostado o sentado, mandíbula relajada. Muy derecho.

- Inhalas tres veces por nariz e inflas tu abdomen al mismo tiempo que abres las costillas.

- Exhalas tres veces por boca y sumerges el abdomen al mismo tiempo que cierras costillas.

- Debe sonar inhala, inhala, inhala; exhala, exhala, exhala.

En la primera inhalación llenas los pulmones al 25%, la segunda al 50% la tercera al 98%. Al exhalar, la primera exhalación vacías 25%, la segunda 50% y la tercera por 98%, intenta no quedarte sosteniendo (que retengas). Todo el tiempo los pulmones tienen aire y están en movimiento

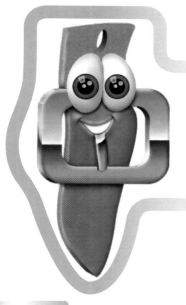

Cinturón

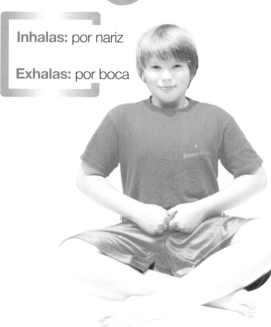

- Posición: sentado, ojos cerrados, mandíbula relajada.
  Abdomen bajo dentro. Muy derecho.

- Inhalas por nariz al mismo tiempo que abres las costillas.

- Exhalas por boca al mismo tiempo que cierras costillas.

- Todo el tiempo mantienes el abdomen con un cinturón en el hoyo número 3, ni muy apretado, ni muy suelto.

- Repite de manera continua.

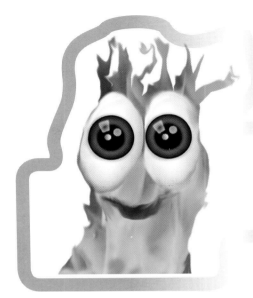

Fuego

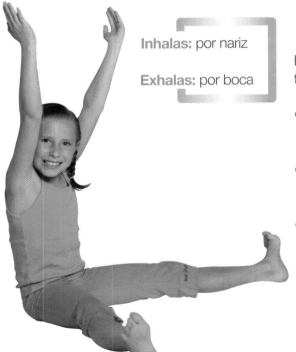

Inhalas: por nariz

Exhalas: por boca

Esta respiración no debes de hacerla por la tarde ni por la noche pues no te dejará dormir.

- Posición: sentado, mandíbula relajada. Muy derecho.

- Inhala al mismo tiempo que extiendes los brazos hacia el techo (relaja los hombros).

- Exhala y saca rápido el aire (suena como si te sonaras), al mismo tiempo cierras tus puños, flexionas tus codos y los llevas hacia abajo.

51

Calentamiento

En cada sesión elegirás uno de estos tres amigos (si tienes pizarrón colócalo en donde dice calentamiento; si no, escríbelos o dibújalos en un papel)

Hay que seguir tres reglas:

1) Contacto con tu cuerpo

2) Puedes cambiar la intensidad según el ritmo pero nunca lastimarte

3) Debes moverte

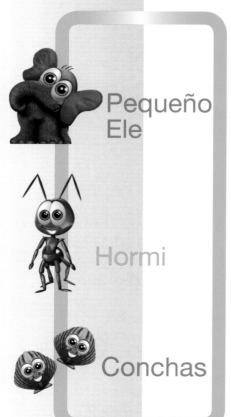

Pequeño Ele

Hormi

Conchas

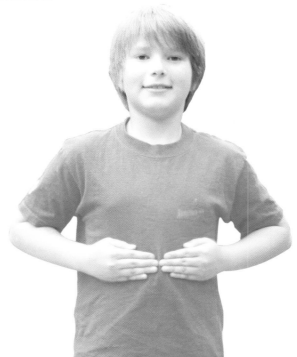

52

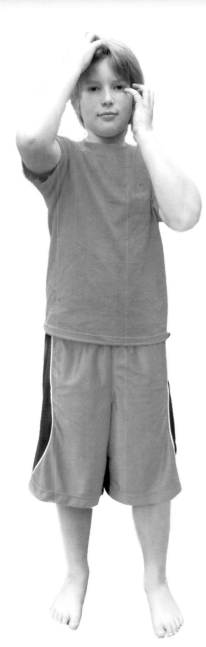

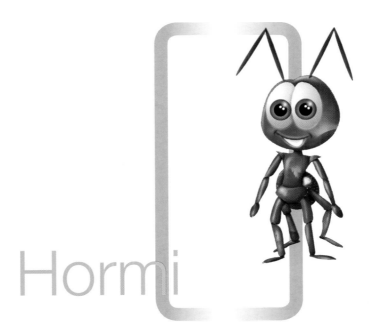

Hormi

- En cada dedo de las manos tienes una patita de la hormiga, hazte cosquillas en la cabeza, baja por las orejas, las mejillas, los párpados, la nariz, la boca, el cuello, la nuca, el pecho, la espalda, el abdomen, los brazos, las manos, los dedos, los glúteos, la cadera, los muslos, las rodillas, las piernas y los pies.

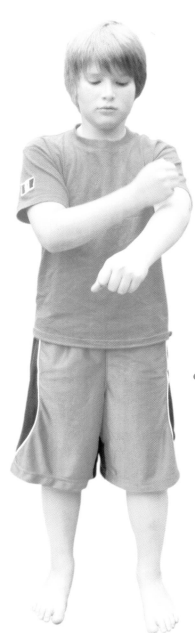

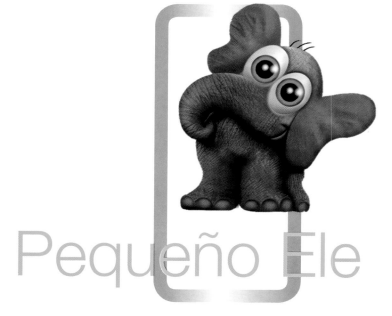

Pequeño Ele

- Cierra los puños y con golpes pequeños calienta el cuerpo como si fueran las patas del pequeño elefante. Comienza en la cabeza, baja por las orejas, las mejillas, los párpados, la nariz, la boca, el cuello, la nuca, el pecho, la espalda, el abdomen, los brazos, las manos, los dedos, los glúteos, la cadera, los muslos, las rodillas, las piernas y los pies.

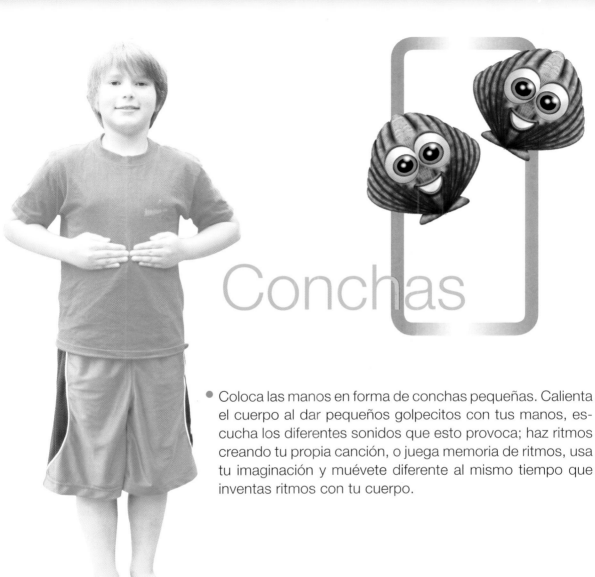

Conchas

- Coloca las manos en forma de conchas pequeñas. Calienta el cuerpo al dar pequeños golpecitos con tus manos, escucha los diferentes sonidos que esto provoca; haz ritmos creando tu propia canción, o juega memoria de ritmos, usa tu imaginación y muévete diferente al mismo tiempo que inventas ritmos con tu cuerpo.

Transiciones

A estos amigos los utilizarás entre el cambio de color de posturas, para que tu cuerpo descanse y se adapte al siguiente ejercicio; cuando termines de hacer las posturas rojas haz tu transición y efectúa el siguiente color y así sucesivamente.

Burbujas

Cangre

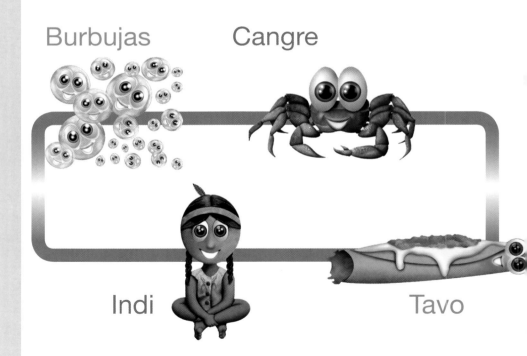

Indi

Tavo

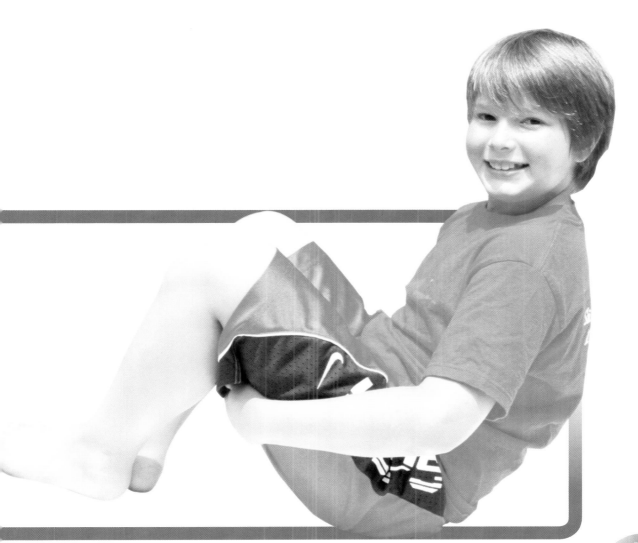

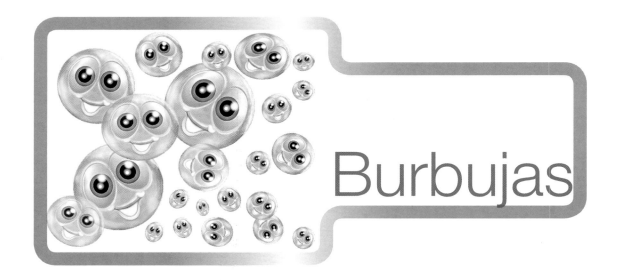

Burbujas

Posición: sentado.

Paso a paso:

1) Separa los pies del piso y coloca las manos sobre isquio-tibiales (muslo posterior).

2) Redondea completamente la espalda y dirige la barbilla hacia el pecho.

3) Rueda hacia atrás como una burbuja, alarga tus piernas y regresa (no se vale tocar ni con la cabeza ni con los pies el piso).

Respiración: Cinturón.

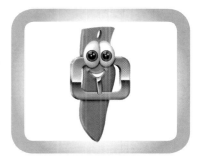

Inhala y relaja el cuerpo.

- Exhala y ve hacia abajo o hacia arriba y viceversa.

- Inhala y exhala constantemente, sube y baja como si fueras una burbuja.

Beneficios

- Columna vertebral.

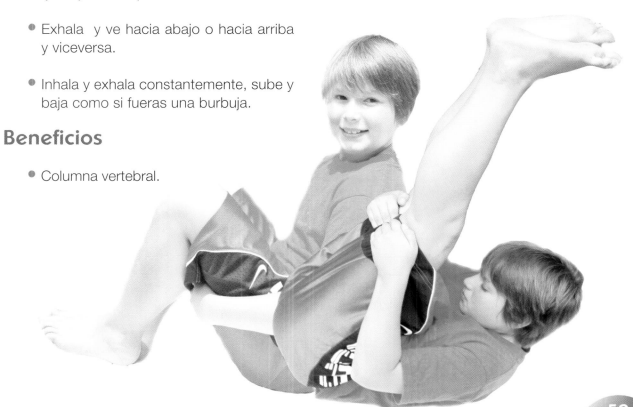

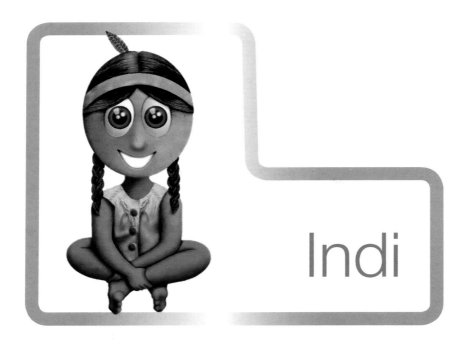

Indi

Posición: sentado.

Paso a paso:

1) Cruza las piernas y sujétate de los pies.

2) Redondea completamente la espalda y dirige la barbilla hacia el pecho.

Respiración: Cinturón.

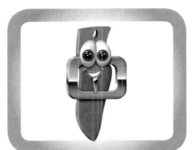

Inhala y relaja el cuerpo.

- Inhala y relaja el cuerpo.

- Exhala y ve hacia arriba y hacia abajo o viceversa.

Beneficios

- Columna vertebral.

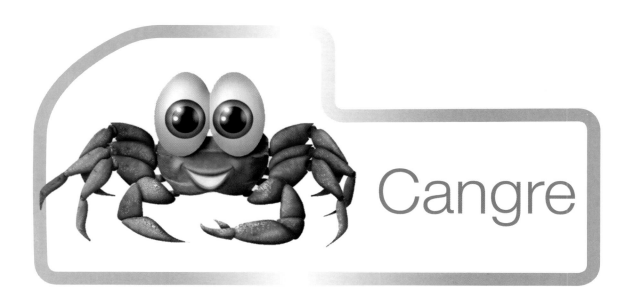

Cangre

Posición: sentado o en plancha.

Paso a paso:

1) Cruza las piernas en flor de loto, lleva las manos hacia el piso justo en la línea media del cuerpo (entre la parte de enfrente y la parte de atrás del cuerpo, justo en medio), coloca las palmas sobre el piso.

2) Separa completamente los glúteos y piernas del piso.

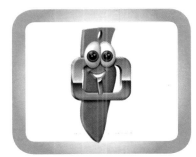

Respiración: Cinturón.

Inhala y relaja el cuerpo.

- Exhala y lleva ambas piernas hacia atrás. En caso que estés con las piernas atrás (en plancha) brinca hacia adelante cruzando tus piernas.

- Inhala y exhala constantemente.

Beneficios

- Columna vertebral y fuerza en brazos.

63

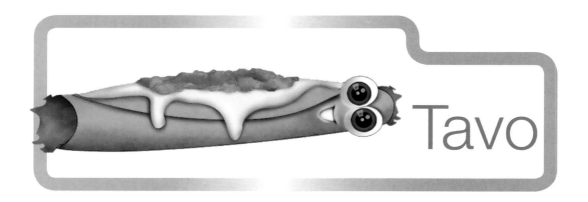

Tavo

Posición: acostado de lado.

Paso a paso:

1) Acuéstate en el piso como si fueras taco y gira hacia el lado que quieres ir. Envuélvete como taco.

Respiración: Cinturón.

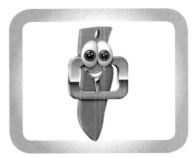

Inhala y relaja el cuerpo.

- Exhala cuando te envuelvas.

- Inhala y exhala constantemente.

Beneficios

- Cambiar fácilimente de una postura a otra

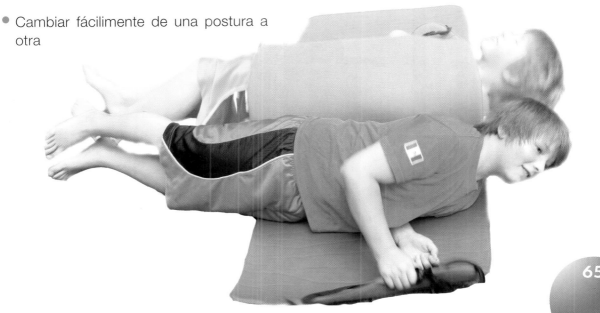

65

Posturas

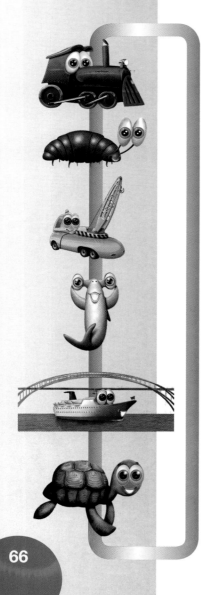

Cada color tiene un objetivo diferente:

- Posturas rojas trabajan el abdomen.
- Posturas verdes trabajan la corrección de tu columna vertebral y la fortalecen.
- Posturas anaranjadas trabajan la parte lateral de tu cuerpo.
- Posturas azules trabajan parte posterior de tu cuerpo.
- Posturas moradas promueven la comunicación entre los participantes.

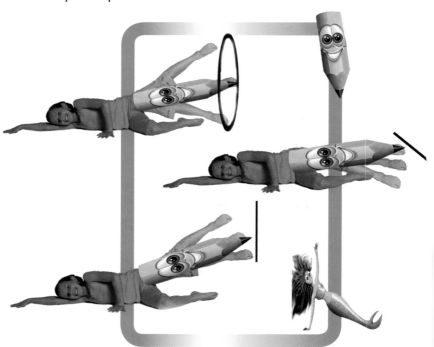

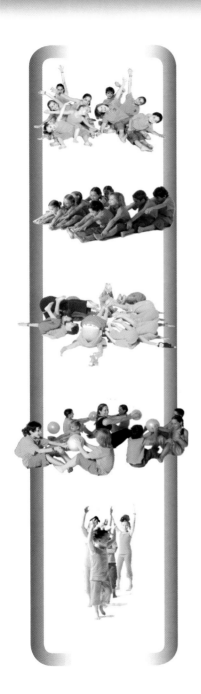
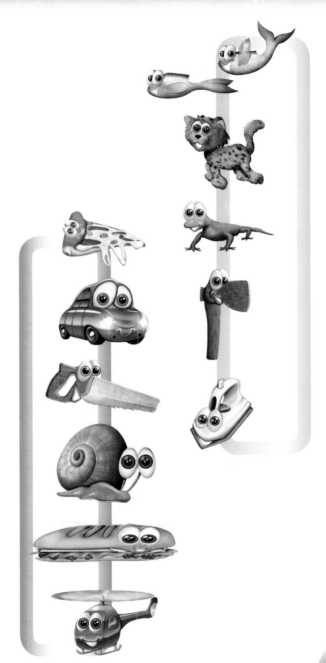

67

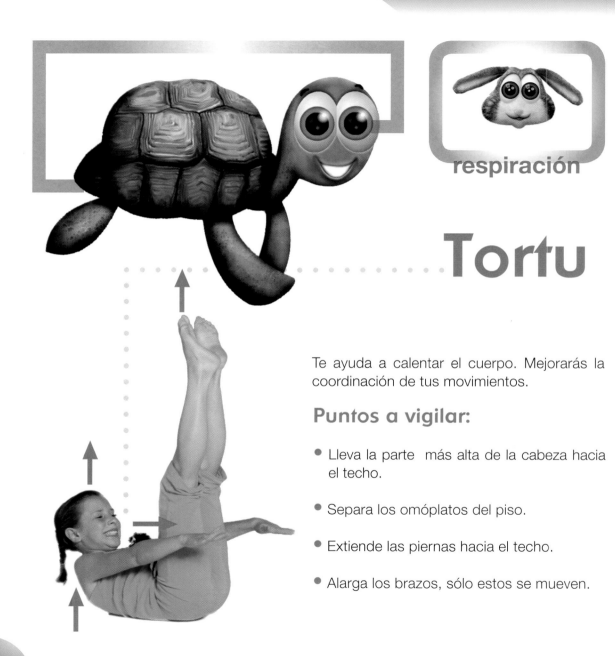

Tortu

Te ayuda a calentar el cuerpo. Mejorarás la coordinación de tus movimientos.

Puntos a vigilar:

- Lleva la parte más alta de la cabeza hacia el techo.

- Separa los omóplatos del piso.

- Extiende las piernas hacia el techo.

- Alarga los brazos, sólo estos se mueven.

68

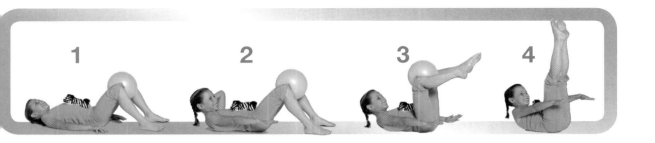

1 Pies sobre el piso, rodillas flexionadas, brazos extendidos, hombros hacia atrás.

2 Levanta vértebra por vértebra, y coloca una mano sobre la nuca, separa los brazos del piso.

3 Flexiona cadera a 90 grados, al llevar los pies fuera del piso.

4 Inhala tres veces al mismo tiempo que inflas el abdomen, exhala tres veces al mismo tiempo que sumerges el abdomen. Mueve los brazos hacia arriba y abajo.

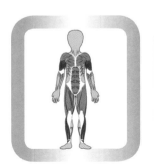

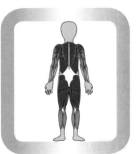

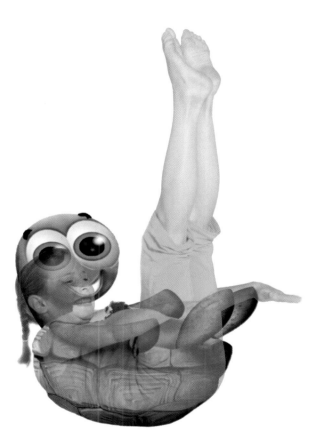

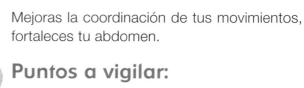

Chucho

Mejoras la coordinación de tus movimientos, fortaleces tu abdomen.

Puntos a vigilar:

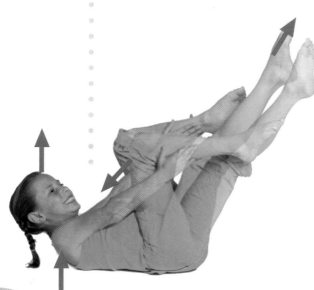

- Lleva la parte más alta de la cabeza hacia el techo.

- Rodilla hacia el hombro.

- Separa los omóplatos del piso.

- Manos sobre tobillos.

- Glúteos relajados.

- Dirige el pie hacia la esquina superior.

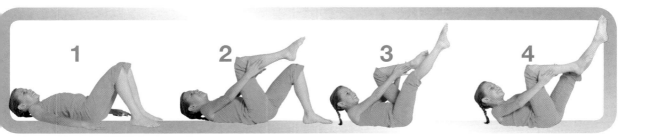

1 Pies sobre el piso, rodillas flexionadas, brazos extendidos cerca del torso, cabeza sobre el piso.

2 Lleva una rodilla hacia el pecho, y las manos hacia los tobillos.

3 Lleva la pierna contraria hacia el extremo superior del salón.

4 Intercambia, brazos y piernas.

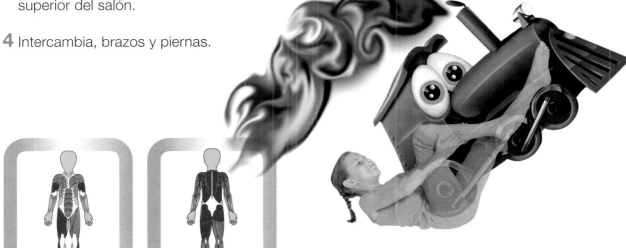

71

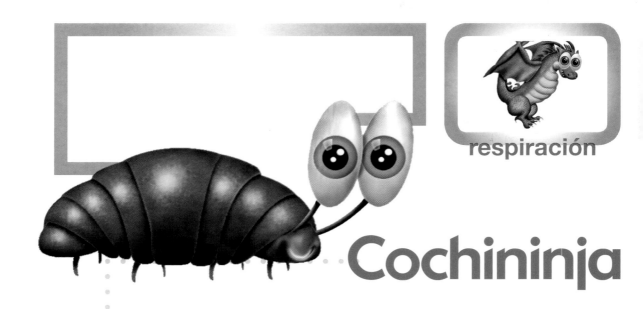

respiración

Cochininja

Fortaleces abdomen y columna vertebral.

Puntos a vigilar:

- Lleva la parte más alta de la cabeza hacia el techo.

- Rodillas hacia los hombros.

- Separa los omóplatos del piso.

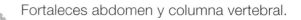

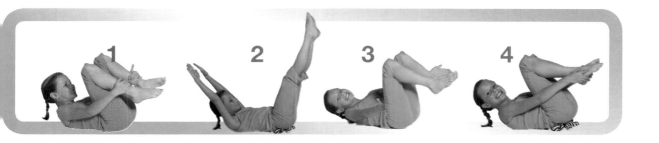

1 Separa vértebra por vértebra la cabeza del piso. Lleva las rodillas hacia el pecho. Toma con las manos los tibiales.

2 Estira brazos y piernas hacia los extremos superiores del salón.

3 Flexiona rodillas, y comienza a envolverte.

4 Lleva los brazos hacia los pies y comienza otra vez.

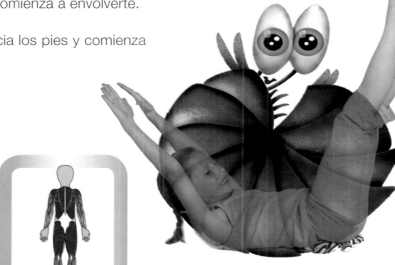

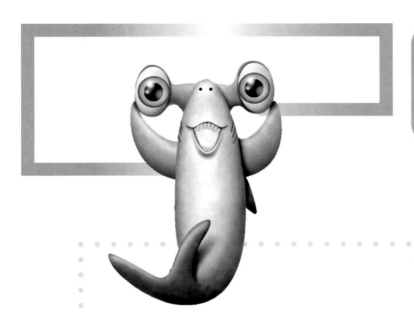

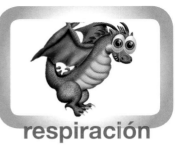

Mandi

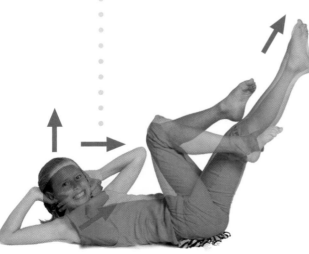

Coordinar la movilidad y estimular la rotación de la columna vertebral.

Puntos a vigilar:

- Lleva la parte más alta de la cabeza hacia el techo.

- Lleva hombro derecho hacia rodilla izquierda y gira el torso.

- Abre los codos.

- Dirige el pie hacia la esquina superior.

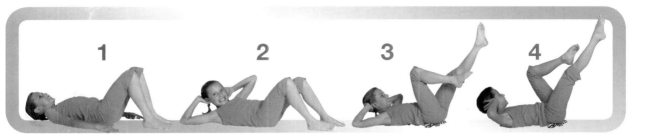

1 Pies sobre el piso, rodillas flexionadas, brazos extendidos cerca del torso, cabeza sobre el piso.

2 Lleva las manos hacia la parte de atrás de las orejas, fija la cadera, levanta una escápula del piso y después la otra.

3 Flexiona una rodilla hacia el pecho, y estira pierna contrario, lleva el hombro hacia la rodilla opuesta y viceversa.

4 Rota de una lado hacia el otro, intercambiando también las piernas.

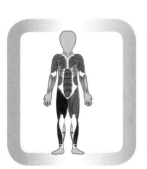

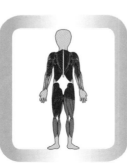

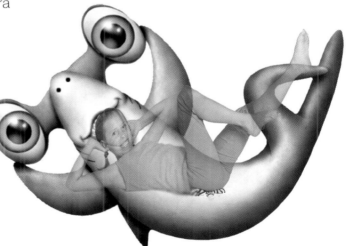

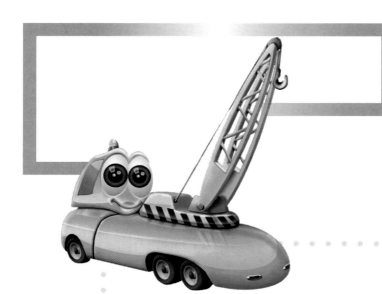

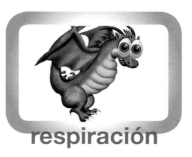

Grú

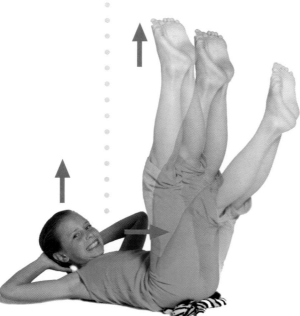

Fortalecer el abdomen bajo, y cuadríceps.

Puntos a vigilar:

- Lleva la parte más alta de la cabeza hacia el techo.

- Lleva los pies hacia el techo al extender las piernas.

- Abre la línea entre las piernas y cadera muy poquito y regresa al punto de origen.

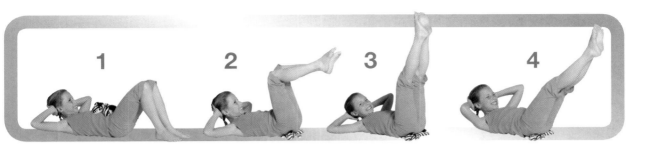

1 Lleva las manos hacia las orejas, los codos se abren, sube la cabeza vértebra por vértebra, los pies están sobre el piso y las rodillas flexionadas**.**

2 Lleva la rodilla derecha hacia el pecho y después la izquierda.

3 Extiende las piernas y en puntas toca talones y separa puntas.

4 Aleja las piernas de la cadera y regresa.

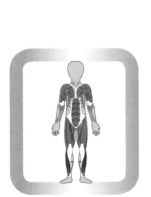

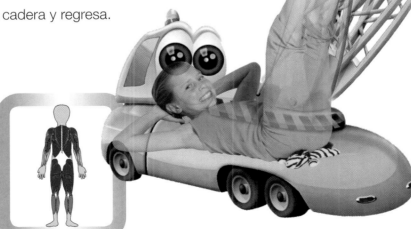

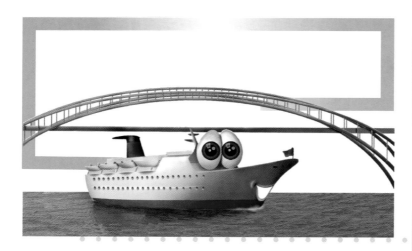

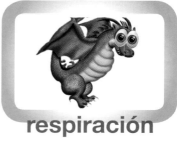

Puente

Alinear la columna vertebral, descansar las lumbares, fortalecer glúteos y femorales.

Puntos a vigilar:

- Aleja la cabeza de los hombros.

- Lleva los hombros hacia el piso.

- Coloca los pies justo debajo de las rodillas.

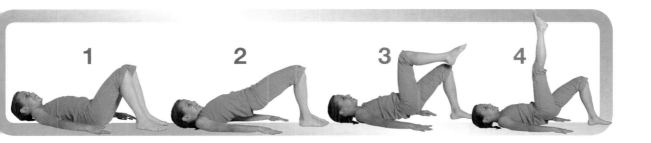

1 Lleva los brazos extendidos cerca del torso, flexiona las rodillas y coloca los pies debajo de éstas, relaja tu espalda y contrae el abdomen.

2 Pega todos los huesos de la columna al piso (vértebras). El hueso más bajo de la columna se llama cóccix, dirígelo hacia el techo y separa vértebra por vértebra al mismo tiempo que sumerges el abdomen.

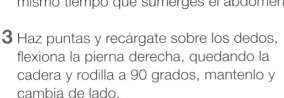

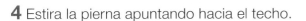

3 Haz puntas y recárgate sobre los dedos, flexiona la pierna derecha, quedando la cadera y rodilla a 90 grados, mantenlo y cambia de lado.

4 Estira la pierna apuntando hacia el techo.

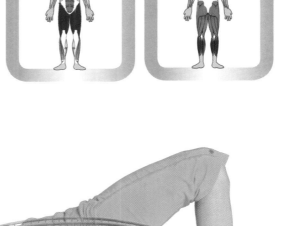

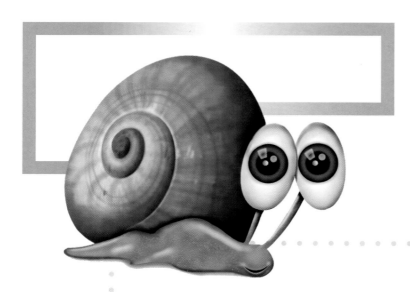

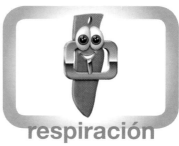

respiración

Carola

Alinear la columna vertebral, descansar las lumbares, fortalecer recto abdominal.

Puntos a vigilar:

- Encorva la espalda vértebra por vértebra.

- Lleva la parte más alta de la cabeza hacia el techo.

- Pies pegados al piso.

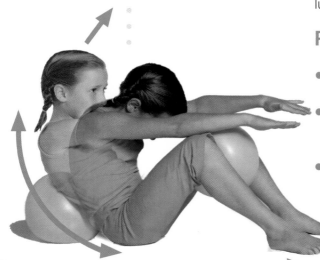

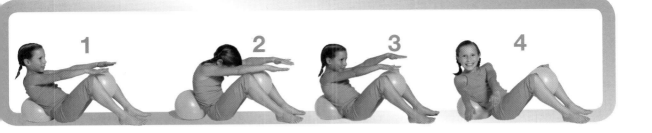

1 Recárgate sobre la pelota, flexiona rodillas, coloca los pies sobre el piso y extiende los brazos hacia enfrente.

2 Encorva la espalda y baja vértebra por vértebra, como si te quisieras meter al caparazón del caracol.

3 Al llegar al punto en donde los pies no se separan del piso regresa vértebra por vértebra.

4 Gira de un lado hacia el otro sin mover las piernas.

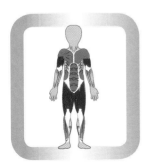

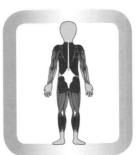

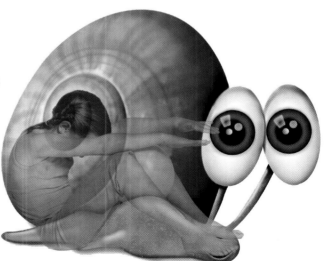

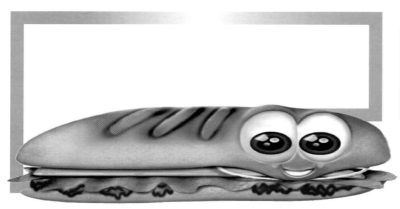

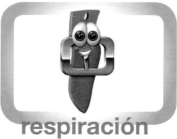

Sandwicho

Movilidad y alineamiento en columna vertebral.

Puntos a vigilar:

- Encorva la espalda vértebra por vértebra.

- Alarga los brazos hacia enfrente.

- Flexiona los pies.

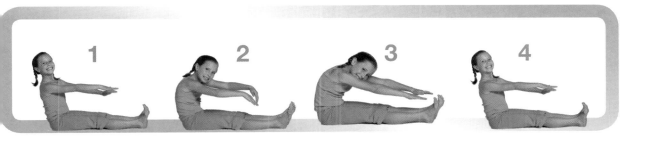

1 Forma una L con el cuerpo, flexiona los pies, lleva los brazos hacia enfrente.

2 Imagina que haces un sandwich. Las piernas son el pan inferior, imagina y coloca los ingredientes que más te gustan.

3 Una vez que están todos los ingredientes cierra la tapa, llevando los brazos hacia enfrente.

4 Regresa vértebra por vértebra.

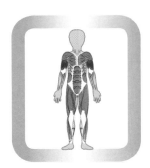
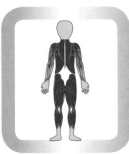

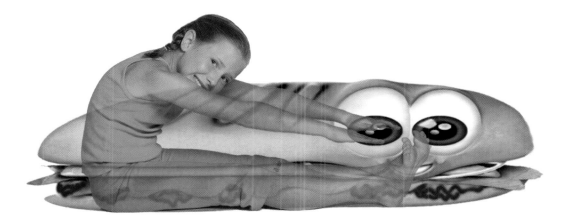

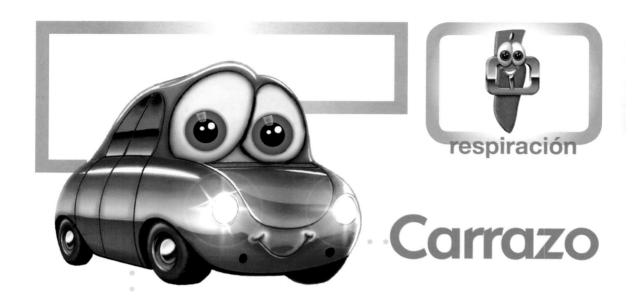

respiración

Carrazo

Fortalecer cadera y oblicuos.

Puntos a vigilar:

- Levanta la cadera derecha.

- Luego la izquierda.

- Camina hacia delante y atrás.

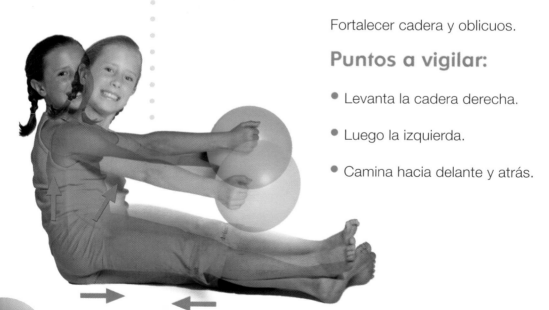

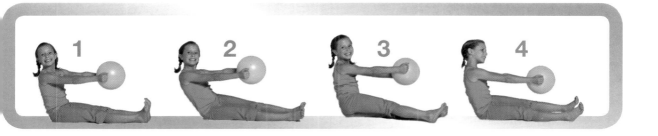

1 Forma una L con el cuerpo, flexiona los pies, lleva los brazos hacia enfrente.

2 Imagina que eres una carrazo y camina hacia delante.

3 También tienes reversa, camina hacia atrás.

4 Ve en muchas direcciones.

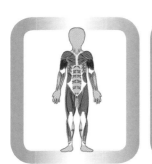

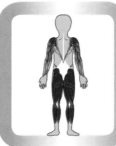

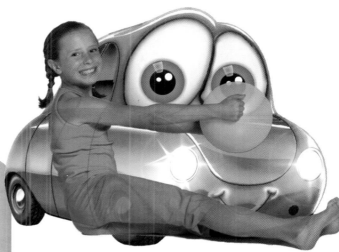

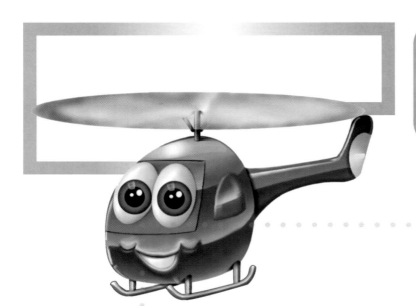

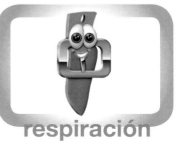

Heli

Fortalecer cadera y oblicuos.

Puntos a vigilar:

- Forma una L con el cuerpo.

- Alarga los brazos a la altura de los hombros.

- Gira el torso sin mover las piernas.

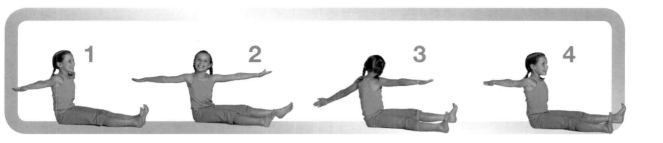

1 Forma una L con el cuerpo, flexiona los pies, lleva los brazos hacia enfrente. Abre los brazos hacia los lados.

2 Imagina que los brazos son hélices, gira desde la cintura hacia el lado derecho.

3 Y con movimientos constantes hacia el lado izquierdo, imagina a donde vas a ir y dale la vuelta al mundo entero.

4 Regresa a la posición inicial.

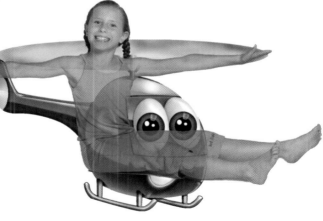

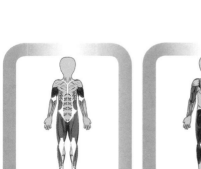

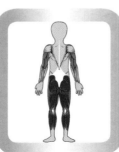

87

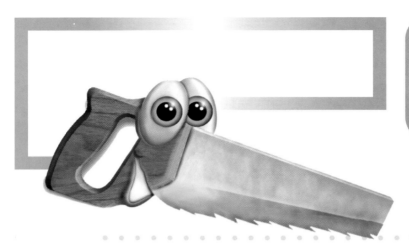

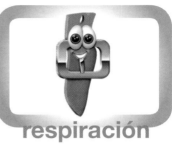

respiración

Sisi

Fortalecer cadera y oblicuos y exfoliar pulmones.

Puntos a vigilar:

- Lleva el brazo hacia arriba y hacia atrás y alarga el brazo contrario hacia enfrente.

- Gira el torso.

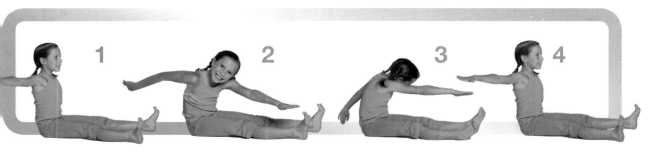

1 Forma una L con el cuerpo, flexiona los pies, lleva los brazos hacia enfrente.

2 Gira el torso hacia la izquierda y lleva el brazo derecho hacia el pie, y el brazo izquierdo hacia atrás, corta un leño con el cuerpo y ve hacia delante y atrás.

3 Gira tu torso del otro lado y repite.

4 Regresa a la posición inicial.

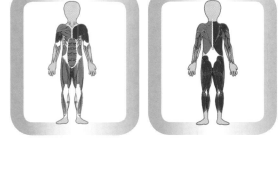

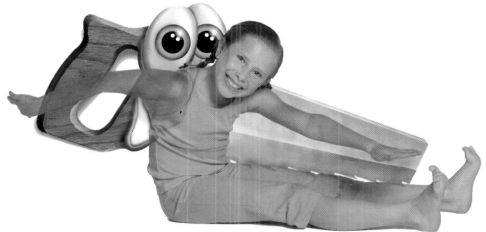

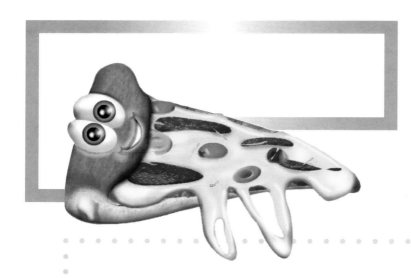

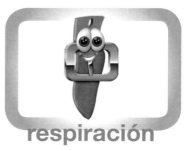

Piza

Fortalecer cadera, oblicuos y alinear columna vertebral.

Puntos a vigilar:

- Sentado con las piernas estiradas.

- Gira el torso sin mover las piernas.

- Alarga el brazo hacia el lado opuesto.

- Flexiona tus pies.

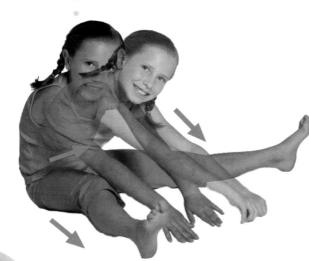

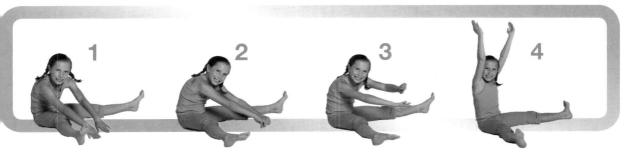

1 Siéntate, abre las piernas, flexiona los pies para que no se salga la pasta.

2 Vamos a preparar la masa, lleva las manos entre las piernas y toca el piso, ahora amasa y extiende la pasta.

3 Ponle los ingredientes, intenta ponerlos cerca de los pies y hacia el centro.

4 Lleva los brazos hacia arriba y baja el torso junto con los brazos para cerrar el horno, quédate y sóplale para que se haga la pizza, abre la tapa llevando el torso hacia arriba y a comer.

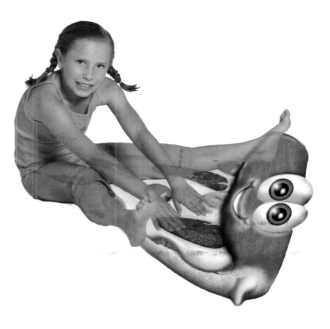

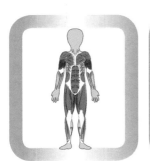
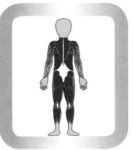

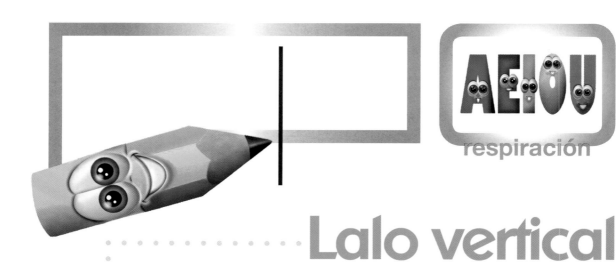

Lalo vertical

Fortalecer glúteo medio, abductores, aductores y la cadera como estabilizadora.

Puntos a vigilar:

- Alarga tu brazo y alinea el cuerpo.

- El brazo, hombro, cadera están en la misma línea.

- Lleva los hombros hacia el corazón.

- Sube y baja la pierna.

- Alargándola lo más posible.

- Flexiona la rodilla a 45 grados.

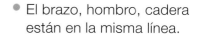

92

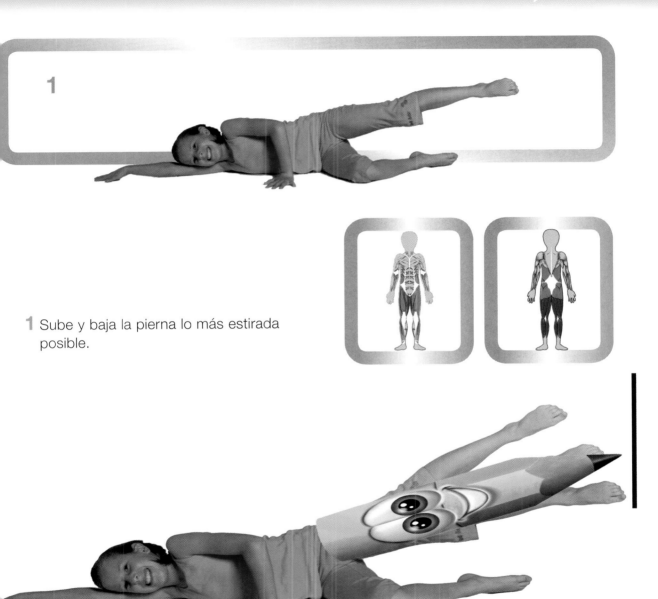

1

1 Sube y baja la pierna lo más estirada posible.

93

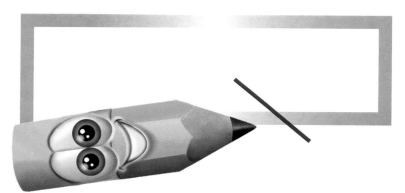

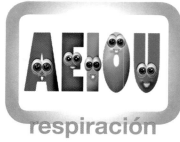

respiración

Lalo horizontal

Fortalecer glúteo medio, abductores y la cadera como estabilizadora.

Puntos a vigilar:

- Alarga tu brazo y alinea el cuerpo.

- El brazo, hombro, cadera están en la misma línea.

- Lleva los hombros hacia el corazón.

- Lleva hacia delante y hacia atrás.

- Flexiona la rodilla a 45 grados.

1

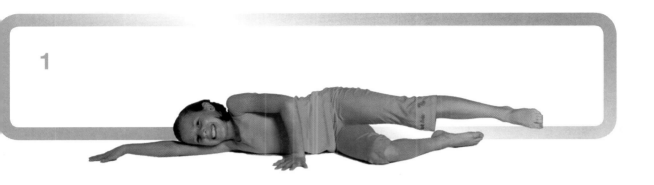

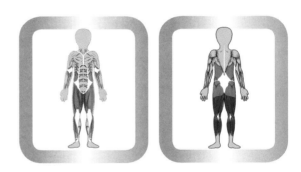

1 Atrás y adelante la pierna lo más estirada posible.

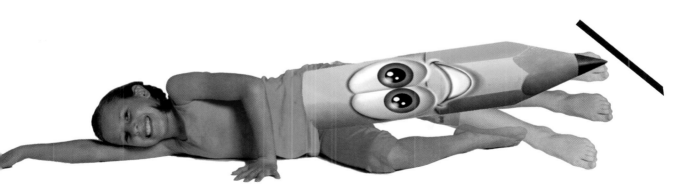

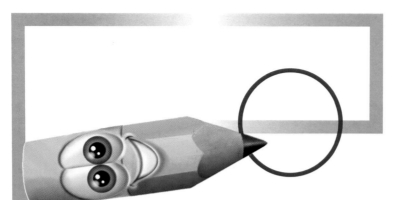

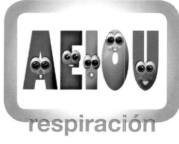

respiración

Lalo círculos

Fortalecer glúteo medio, abductores y la cadera como estabilizadora.

Puntos a vigilar:

- Alarga el brazo y alinea el cuerpo.

- Lleva los hombros hacia el corazón.

- El brazo, hombro, cadera están en la misma línea.

- Haz un círculo hacia delante y luego hacia atrás.

- Flexiona la rodilla a 45 grados.

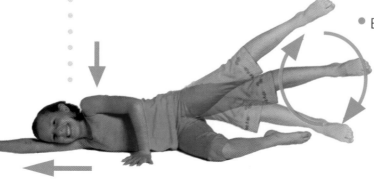

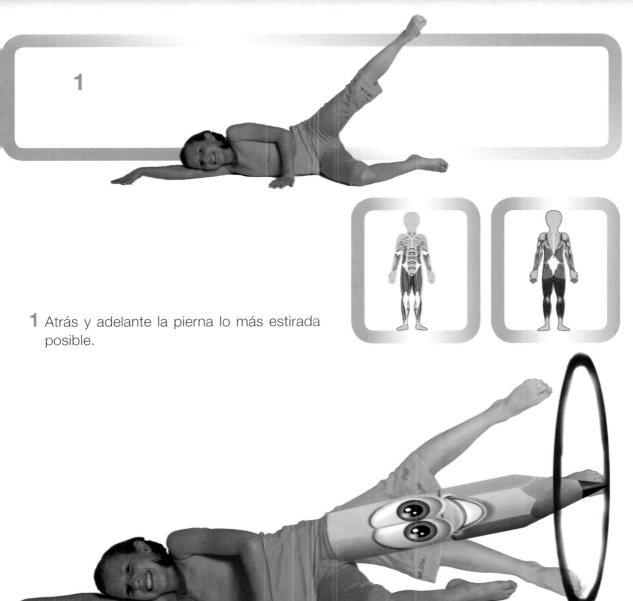

1

1 Atrás y adelante la pierna lo más estirada posible.

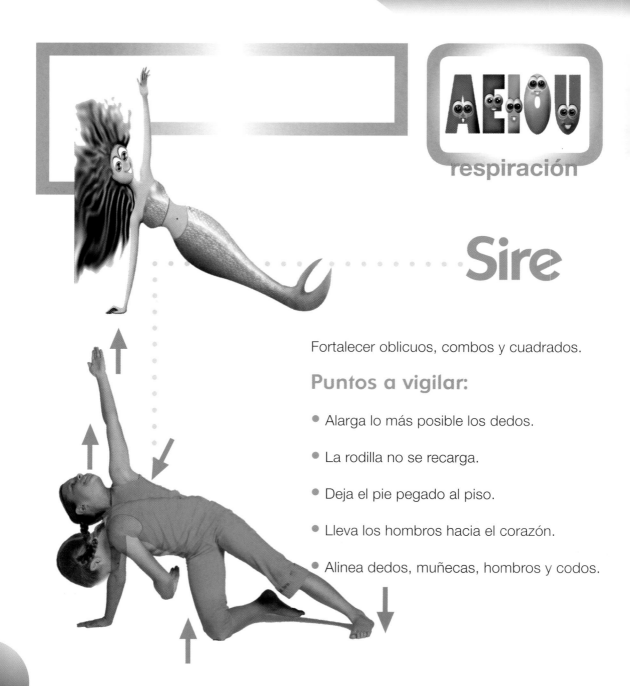

respiración

Sire

Fortalecer oblicuos, combos y cuadrados.

Puntos a vigilar:

- Alarga lo más posible los dedos.

- La rodilla no se recarga.

- Deja el pie pegado al piso.

- Lleva los hombros hacia el corazón.

- Alinea dedos, muñecas, hombros y codos.

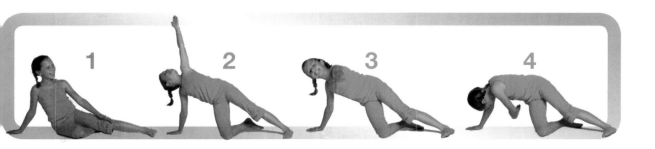

1 Siéntate del lado derecho. Flexiona la pierna derecha y extiende pierna izquierda. Alinea pie, cadera, hombro y cabeza.

2 Lleva el brazo hacia arriba y abre una cueva abajo de la cintura, toma una estrella del cielo.

3 Lentamente llévala hacia enfrente.

4 Y métela a la cueva.

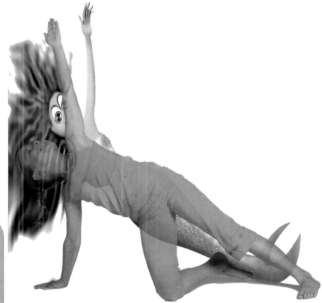

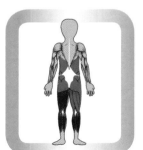
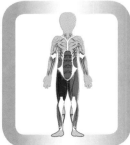

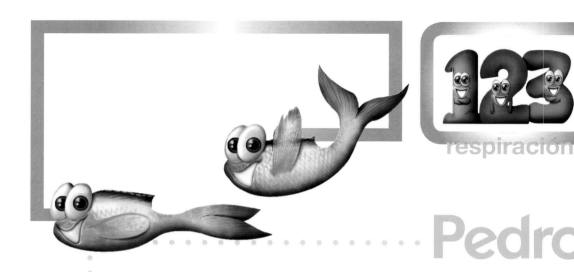

Pedro

Fortalecer erecto espinal, combos y cuadrados y parte posterior del cuerpo.

Puntos a vigilar:

- Lleva la parte más alta de la cabeza hacia el extremo superior.

- Sigue la misma distancia entre el pecho y barbilla.

- Lleva las manos entrelazados hacia los pies.

- Pies hacia el extremo opuesto de la cabeza.

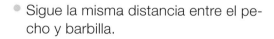

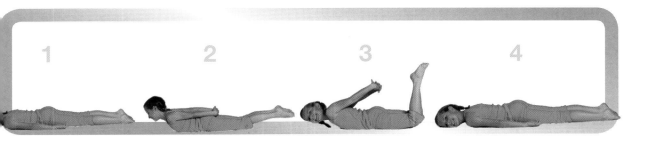

1 Lleva la mejilla derecha hacia el piso y relájate.

2 Gira la cabeza, lleva barbilla hacia el pecho,
   extiende los brazos y entrelaza las manos a
   la altura de los glúteos, extiende las piernas
   tocando talón con talón, separa las puntas
   de los pies. Separa las rodillas y muslos
   del piso.

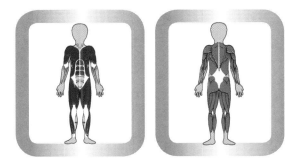

3 Imagina que amarras un hilo que sostiene
   los brazos y piernas juntas, lleva las manos
   entrelazadas hacia la cabeza e imagina que
   el hilo jala las piernas, flexiona las rodillas
   acercando los pies hacia los glúteos.

4 Pies hacia el techo. Extiende las
   piernas y los brazos a los cos-
   tados.

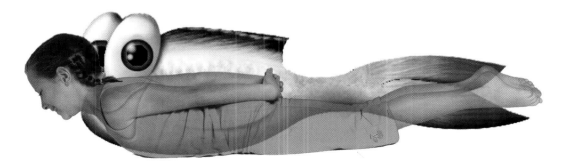

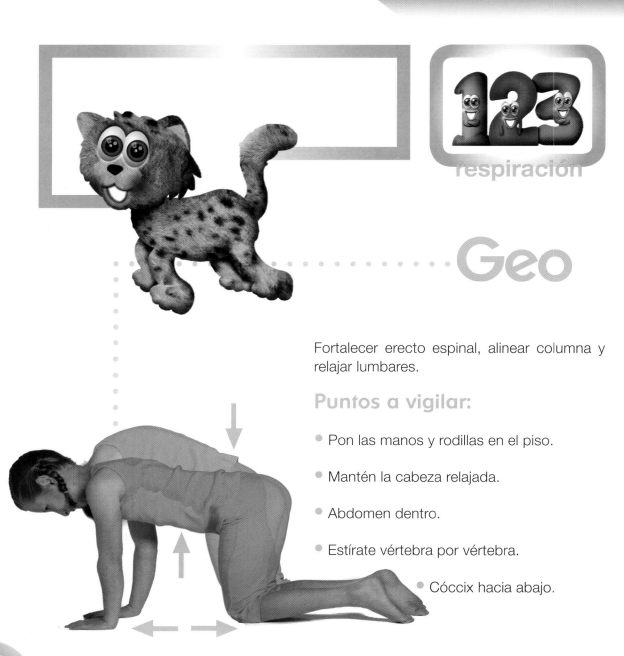

respiración

Geo

Fortalecer erecto espinal, alinear columna y relajar lumbares.

Puntos a vigilar:

- Pon las manos y rodillas en el piso.

- Mantén la cabeza relajada.

- Abdomen dentro.

- Estírate vértebra por vértebra.

- Cóccix hacia abajo.

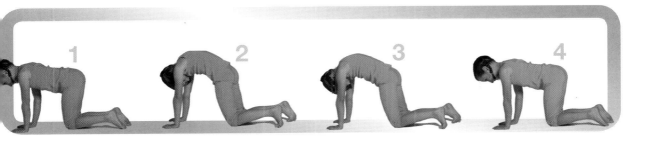

1 Coloca las manos debajo de los hombros y las rodillas debajo de la cadera, posición cuatro puntos.

2 Extiende la espalda como un leopardo que se estira por la mañana.

3 Relaja completamente hombros y cabeza.

4 Regresa a la posición original.

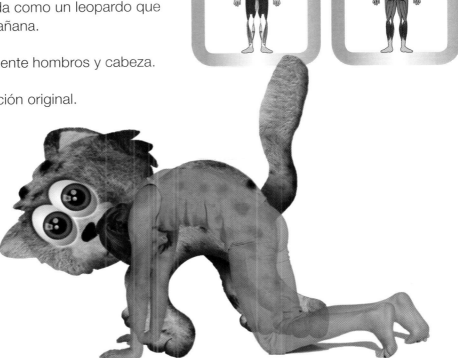

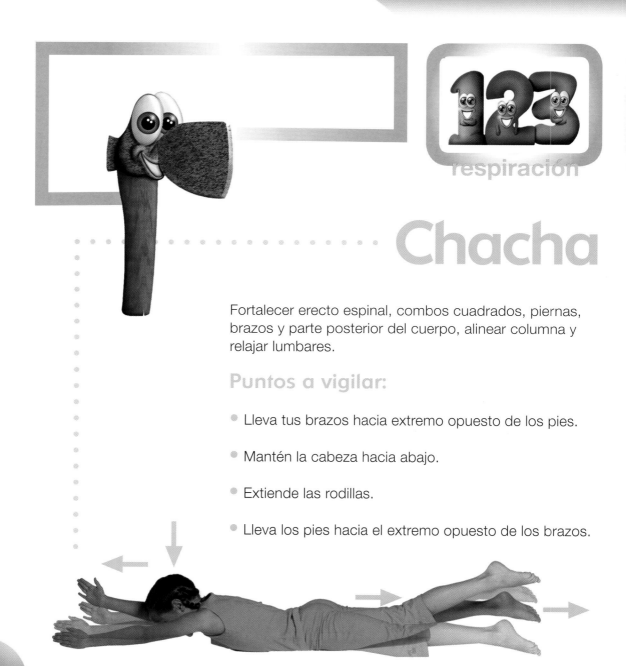

Chacha

Fortalecer erecto espinal, combos cuadrados, piernas, brazos y parte posterior del cuerpo, alinear columna y relajar lumbares.

Puntos a vigilar:

- Lleva tus brazos hacia extremo opuesto de los pies.

- Mantén la cabeza hacia abajo.

- Extiende las rodillas.

- Lleva los pies hacia el extremo opuesto de los brazos.

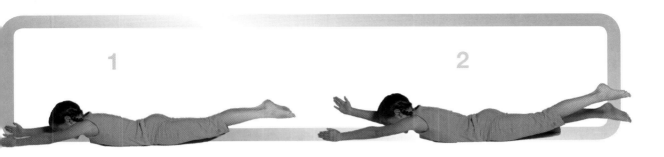

1 Lleva la barbilla hacia el pecho, alarga los brazos como si quisieras abrazar las orejas, relaja los hombros, extiende las piernas y separa las rodillas. Mueve los pies tocando los talones.

2 Mueve los brazos, imagina que las manos y pies tienen filo y cortan leña que tienes debajo del cuerpo.

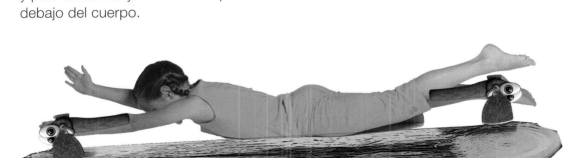

105

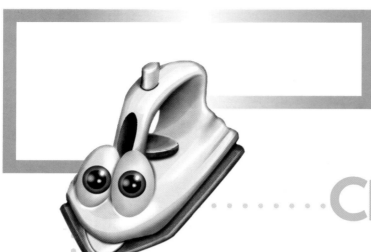

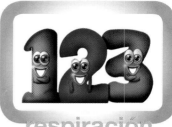
Chancha

Fortalecer erecto espinal, combos cuadrados, piernas, brazos y parte posterior del cuerpo, alinear columna y relajar lumbares.

Puntos a vigilar:

- Extiende los dedos de las manos y separa la línea entre los dedos.

- Alinea la cabeza, como si fuera parte de la columna vertebral.

- Haz la misma línea entre el hombro y talones.

- Abdomen dentro.

- Lleva las muñecas justo debajo de los hombros.

- Dirige los talones hacia el piso.

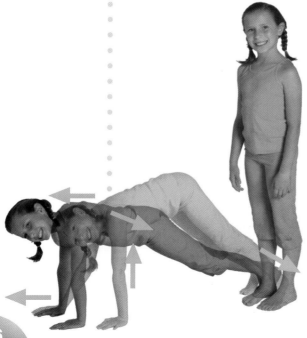

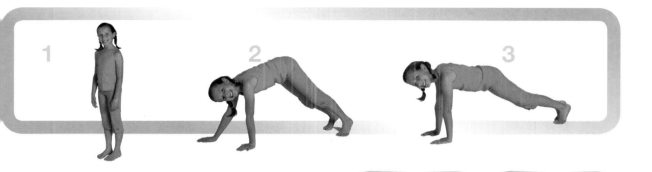

1 Párate sobre los pies.

2 Lleva las manos al piso, imagina que tienes que planchar una sábana gigante, ve caminando con las manos hacia enfrente.

3 Cuando las manos se colocan debajo de los hombros regresa a la primera postura caminando en reversa con las manos.

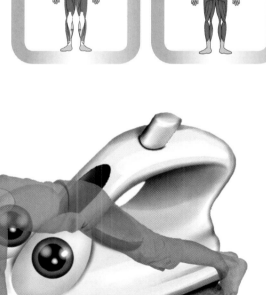

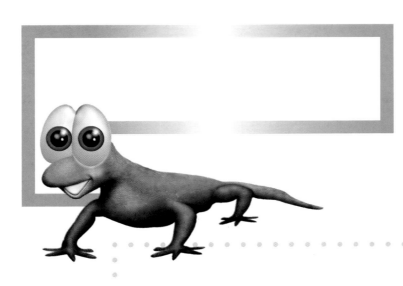

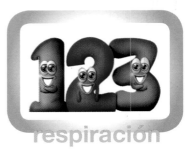

Tija

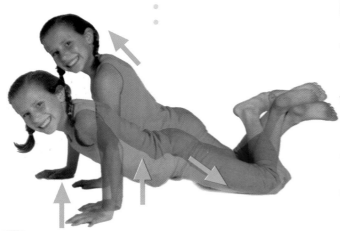

Fortalecer pectorales, parte posterior del cuerpo, alinear columna y relajar lumbares.

Puntos a vigilar:

- Extiende los dedos de las manos y separa la línea entre los dedos.

- Alinea la cabeza, como si fuera parte de la columna vertebral.

- Abdomen dentro.

- Haz la misma línea entre el hombro y rodillas.

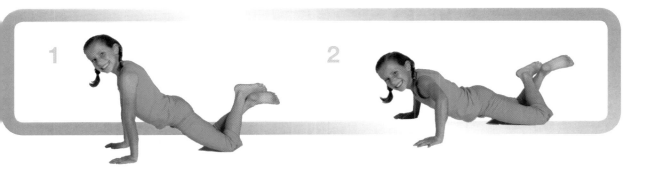

1 Lleva ambas manos debajo de los hombros, abre la distancia entre tus brazos, flexiona las rodillas, y entrelaza los pies, haz una diagonal desde los hombros hasta las rodillas.

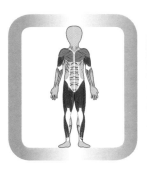 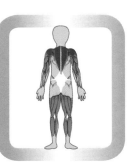

2 Flexiona los codos hacia fuera, lleva desde las rodillas hasta la cabeza hacia el piso al flexionar los codos (como si fueras una sola pieza de metal), y regresa.

109

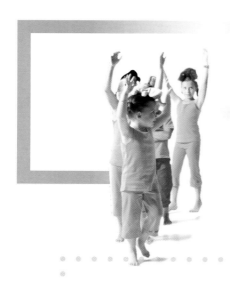

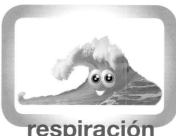

Buena postura

Centro, obtener una postura alineada para cargar el menor peso posible sobre las articulaciones, alinear columna y relajar lumbares.

- Se forman todos con los Kid Peluches sobre la cabeza y deben moverse de puntitas, arriba, abajo, con un pie, con dos, en talones, parado, acostado etcétera, buscando el centro, donde encuentres la buena postura.

Cual es la mejor postura

- La mejor postura es la **neutra**: donde nuestra columna no carga peso

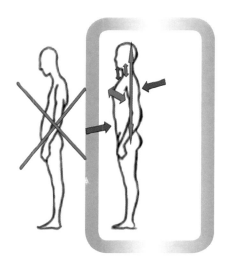

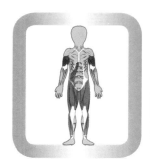

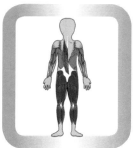

● **Cinco reglas de oro** para una postura perfecta.

1) Hombros alejados de las orejas (enemigos).

2) Coronilla de la cabeza alejada del cóccix (enemigos).

3) Abdomen cerca de la columna (amigos).

4) Corazón abierto: omóplatos cerrados (amigos).

5) Barbilla ligeramente hacia el pecho (amigos).

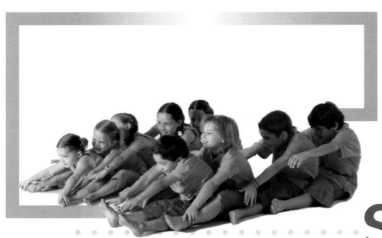

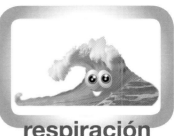

Sombra

Lateralidad y centro, promover una buena relación entre ellos.

- Todos se colocan muy cerca el uno del otro, sentados, y deben ir copiando lo que hace el de enfrente: arriba, abajo, de un lado, del otro, disparejos, parejos. O al contrario, haces lo opuesto.

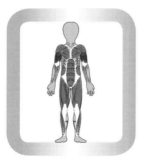

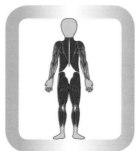

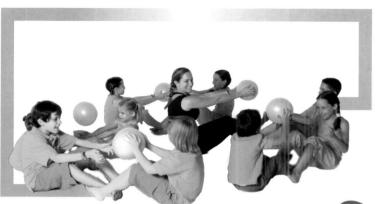

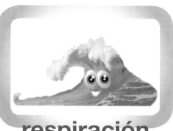

respiración

Subibaja

Fortalecer abdominales y dar puntos de estabilidad, promover una buena relación entre ellos.

- Entrelazados de los pies, uno sube y avienta la pelota, el otro baja y la cacha, se pueden quedar una abajo cachando y a la inversa.

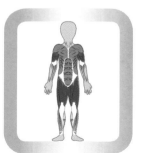 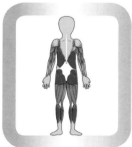

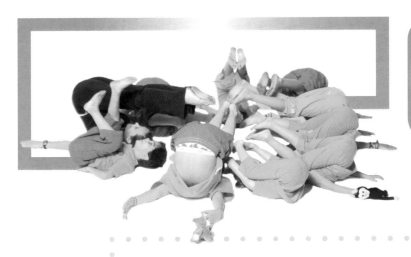

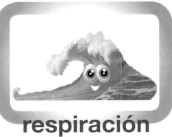

respiración

Pies

Centro, estiramiento de lumbares y fortalecimiento en abdomen, promover una buena relación entre ellos.

- Se forma un círculo con las colchonetas lo más pegadas posible, se colocan los brazos extendidos sobre el piso muy cerca del torso, y los pies se tocan los unos a los otros justo en la parte central.

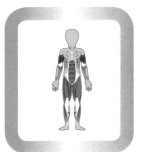

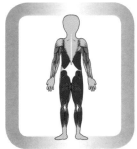

Cualquier postura que hagas con una o más personas es morada, usa tu imaginación y haz todas las Kidposturas con tus amigos

Actividades

El objetivo de hacer una actividad es dar conciencia sobre los nueve principios, así como de las enseñanzas y aprendizaje de Kidpilates, cada una de estas actividades se relaciona directamente con tu salud, tanto mental como física y emocional. Incluye por lo menos una de estas actividades en tu entrenamiento y/o en tu vida diaria para divertirte.

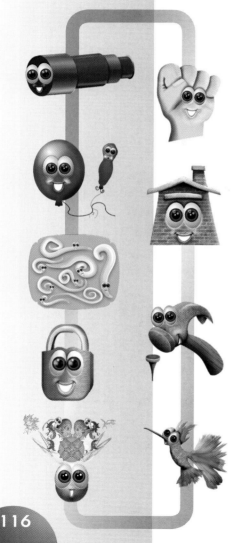

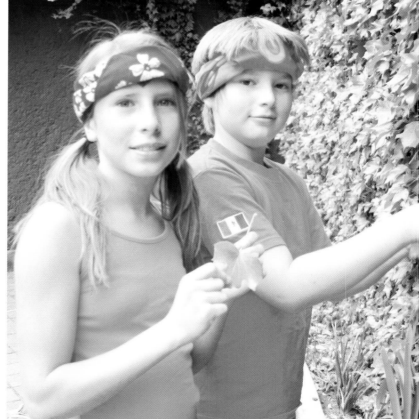

Collage Pilates: (los nueve principios) Busca en una revista situaciones en las que puedas usar Kidpilates en tu vida diaria, recorta y pega en una hoja, escribe o dibuja junto a tu recorte que personaje usarías.

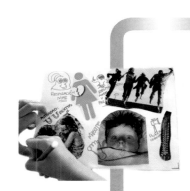

Kid Costalito: (Respiración) Realiza un costalito y rellénalo de alpiste, hazlo a la medida que cubra tus ojos. Píntalo con pintura que no se quite al lavar. Acuéstate, coloca el Kid Costalito sobre tu abdomen y practica la respiración del conejo mira como al arrugar tu nariz se levanta, ahora al exhalar intenta meter el costalito al meter tu abdomen.

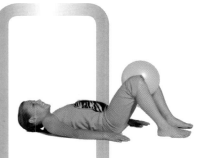

Mírate y conócete: (concentración) mírate en un espejo, intenta ver las figuras geométricas que tienes en tu cara, obsérvate durante 30 segundos y ahora sin verte dibújate sobre un papel.

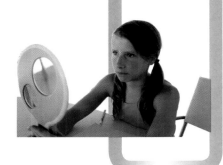

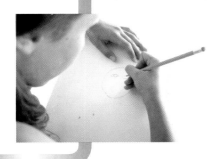

117

Móvil Pilates: (los nueve principios) Realiza los personajes de los 9 principios y haz un móvil.

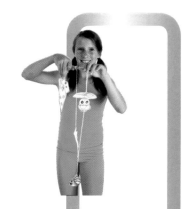

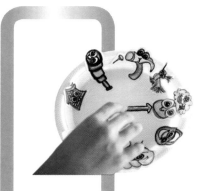

Rueca de los nueve principios: (los nueve principios) En un círculo dibuja los personajes de los 9 principios. Una vez terminada la rueca, se la giras; deberás explicar la que te tocó con mímica. Es importante que todos los jugadores participen y aporten su creatividad y los materiales que se propongan para armar y confeccionar la rueca.

Abstracción: (Concentración) Mira un cuadro durante 30 segundos, obsérvalo muy bien, al terminar el tiempo deberás hacerlo sin mirarlo, practícalo muchas veces con la misma figura.

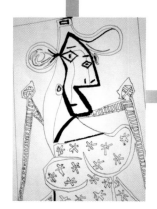

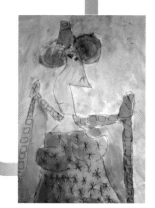

Calculadora de quema energética: (control, precisión). En un pizarrón apunta las actividades que correspondan a la intensidad que usarás. Por ejemplo:

• *Descanso:*

Dormir y permanecer acostado, acostado con las piernas arriba, hacer el puente muy suave.

• *Ejercicio moderado:*

Pasear en bicicleta, trotar, bailar, caminar cargando peso, brincar suave.

• *Ejercicio pesado:*

Trotar cuesta arriba, jugar, brincar muy alto, correr fuerte.

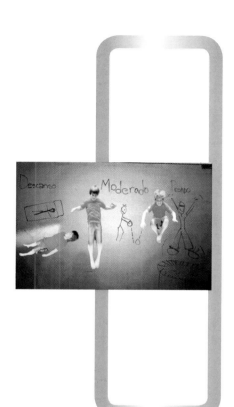

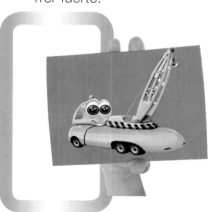

Kidpilates dice: (aislamiento) A placer, cada uno de los participantes dice qué postura debe de hacer, se debe de mencionar que parte del cuerpo se debe quedar aislado.

Serpiente del Principito: (respiración) Imagina que eres El Principito y que dentro de tu abdomen hay una boa; infla el abdomen, ahora exhala y permite que ésta se salga y sumerge el abdomen.

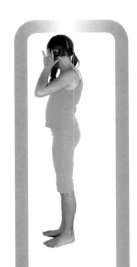

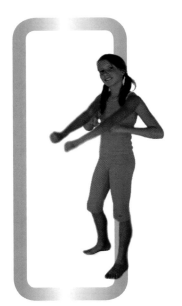

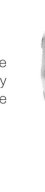

El baile de los personajes de Kidpilates: (fluidez) se trata de armar una coreografía. Elige una canción o música que te guste mucho, elige cuatro personajes y haz un paso de baile que los caracterice, cada personaje tendrá cuatro pasos iguales, reúne todos los pasos, compártelo con tus amigos y cada quien hace su propia coreografía y se la enseña a los demás.

Espejo me reflejo: (precisión) Colócate enfrente de otra persona, uno juega a ser el espejo: lo que hace uno el otro debe de hacerlo idéntico.

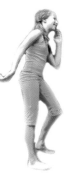
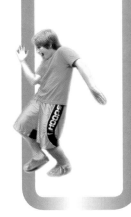

Ejercicio de confianza y concentración auditiva: (centro, concentración, control, precisión) Se necesitan al menos dos personas para poder realizar este ejercicio. Uno de los participantes se venda los ojos. El otro debe guiarlo hacia un tesoro preparado por el que guía. No se vale tocar, sólo se pueden dar instrucciones habladas. Lo importante es que el tesoro este preparado con algo muy especial para la persona que va en busca de él. Cuando lo encuentren cambian los papeles.

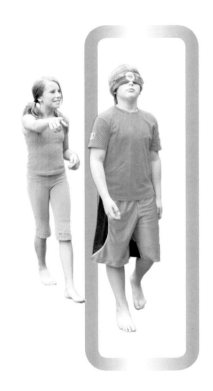

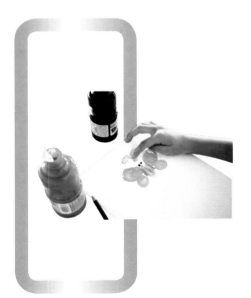

Pintando la metamorfosis con las manos: (intuición) Cierra el puño y moja el dorso del mismo en un color, apoya éste contra el papel dando la forma del centro de la mariposa. Con tus dedos pinta tu mariposa. Piensa en cómo puedes cuidarte siempre, y recuerda lo bien que se siente relajarte y hacer la metamorfosis. Material: pintura no tóxica y papel.

Conociendo los beneficios de la Controlología, Papa caliente: (Nueve principios) Siéntense en un círculo a platicar de algunos temas que nos lleven a la valoración y comprensión de la importancia y beneficios de la conexión mente-cuerpo. Se juega como papa caliente, al niño que le cae la papa responde con un argumento y formula la siguiente pregunta y le pasa la papa al compañero que quiera para que resuelva. Algunos temas a tratar:

- La prevención es la mejor herramienta.
- La importancia de un desarrollo físico sano.
- Por qué hacer ejercicio hace que me sienta bien y tranquilo.
- Por qué el ejercicio eleva mi autoestima y me aporta seguridad.
- Por qué al hacer ejercicio me relaciono mejor con los demás.
- La importancia de tener y mantener una rutina de ejercicio.
- Cuál es la mejor manera de conocer y entender mi cuerpo y cómo funciona.
- Y tantos temas como los niños sean capaces de abordar o tengan curiosidad de conocer.

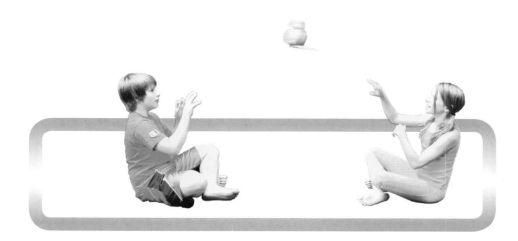

Globo mojado-globo: (Fluidez). Llena de agua tu globo. Asegúrarte que el clima es adecuado.Si no es así, usa harina en lugar de agua. Colócate frente a tu compañero o formen un círculo si son más de tres. Avienten el globo de manera continua. No frenen, debe de ser fluido, no se frena hasta que se caiga o rompa se vuelve a empezar. Para aumentar la dificultad, cada vuelta den un paso atrás y aléjense uno de otro.

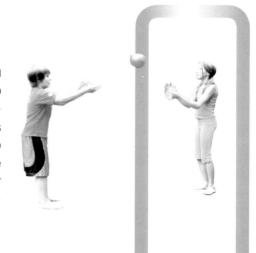

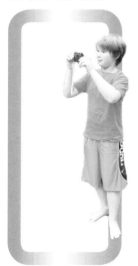

Video del Fitness Kidpilates: (Visualización) Es hora de que hagas tu propio video de Fitness. Elige algunas de las posturas de Kidpilates. Ahora visualiza que las realiza otro personaje. Fílmate, dibuja o moldea con plastilina a los personajes que te remitan a las posturas.

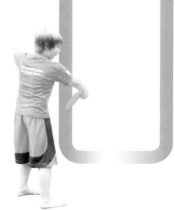

Freesbee L: (Centro): Freesbee. Juega freesbee, aviéntalo solo con tu brazo y ahora inténtalo con el centro, utiliza también aislamiento y verás los resultados.

123

Túnel Kidpilates: (Precisión) Depende del número de participantes. Todos se acuestan boca arriba y forman una línea.Se preparan para hacer la postura del puente. Uno de los participantes rueda la pelota a uno de los participantes que deberá "convertirse" en puente para que la pelota pueda pasar. Si no tienes con quien jugarlo, usa sillas y haz un túnel con éstas y juega a lanzar la pelota con precisión. Material: pelota pequeña.

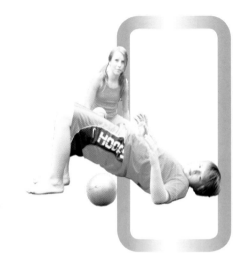

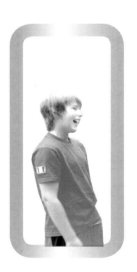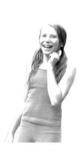

Espejo de la risa: (control) Reír, aparte de ser divertido, nos hace sentir bien y es muy sano. Colócate enfrente de tu compañero, y este deberá hacerte reír con su risa. Puedes intentarlo en posiciones diferentes, como parados de cabeza. Después cambian los papeles. Si son más de dos, identifican una risa y como si fueran espejos, todos tratan de imitar esa risa y los gestos que la persona hace al reír, luego escogen a alguien más y así sucesivamente hasta que todos hayan reído con la risa de todos.

Exploradores: (Intuición) En la vida hay miles de regalos que a veces pasamos por alto, sobre todo cosas que son buenas y saludables. Sal a dar un paseo a pie es muy bueno para tu salud tanto física como mental. Antes de salir a caminar, hagan una lista de los tesoros que quieren encontrar y qué les gustaría hablar de ellos. Por ejemplo, un árbol de aguacates. Los árboles, como todos saben, purifican el aire para que nosotros podamos respirar. Algunos como el aguacate también nos dan su fruto, que es muy rico y saludable, lo puedes disfrutar solo, en una ensalada o en un rico sándwich. Las arañas son muy buenas, tejen sus telarañas con gran destreza, en ella atrapan mosquitos lo cual nos previene de algunos contagios e infecciones. Hagan su lista del tesoro salgan a descubrirlos y a platicar a cerca de cuánto saben de cada uno.

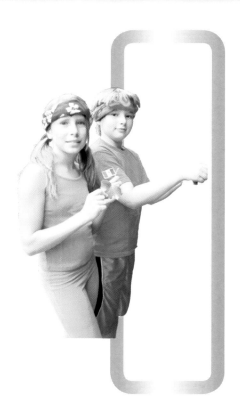

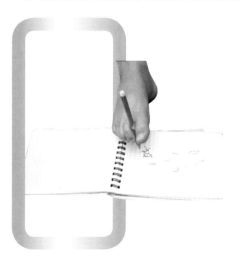

Pinta con los pies, la destreza del chango: (Precisión, control, concentración, centro) ¿Alguna vez has pintado con los pies? Es muy divertido. ¿Te has fijado como los changos y simios en general tienen la misma habilidad con los pies que con las manos? Imagina que eres un chango, el que tú quieras, y con toda tranquilidad y paciencia has un gran dibujo utilizando únicamente los pies para recoger los colores o crayolas y pintar con ellos. Todo un reto para tu elasticidad, imaginación y paciencia. Recuerda: tu mente controla tu cuerpo. Material: cartulina y crayolas.

Lunch de Kidpilates: (precisión) Como sabes, tu alimentación es muy importante. Pídele a tu coordinador que te hable de los grupos alimenticios y como balancearlos; piensa en los alimentos que más te gustan, combínalos y arma tu propio menú para el lunch en la escuela; pídele a mamá y a papá que te ayuden a prepararlo y dales una lista de lo que te gusta comer y en la manera que es mejor combinarlos.

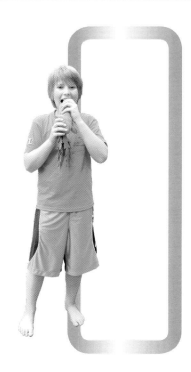

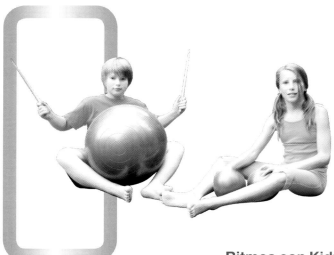

Ritmos con Kidpilates: (Fluidez) Toma pelotas, baquetas, latas, cacerolas y haz tu propia orquesta, recuerda escuchar el ritmo y puedes subir o bajar la intensidad.

Balance con Kidpilates: (Centro) Intenta hacer posturas donde retes tu cuerpo a sostenerse en balance.

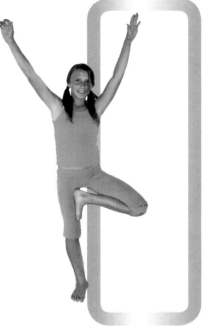

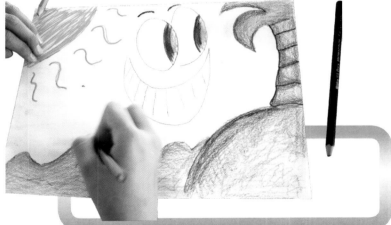

Pinta lo que sientes: (Respiración) Haz alguna de las respiraciones y pinta lo que sientes.

Relajaciones

Sigue las tres reglas de oro en el masaje:

- Debe de ser satisfactorio.

- Sólo se presiona si la circulación de dirige al corazón.

- Sigue la forma de tus músculos.

Masaje a los pies

Se dan pequeñas caricias entre los dedos, en la planta del pie haciendo círculos hacia donde la circulación sube la sangre al corazón, con el puño cerrado, con los nudillos, con una pelota de tenis, con la pelota suave.

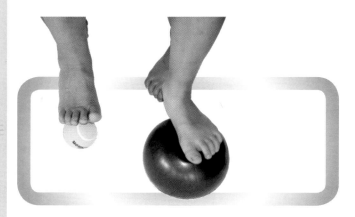

Masaje a las manos

Se dan pequeñas caricias entre los dedos, en la palma de la mano, haciendo diferentes figuras geométricas, con el puño cerrado, con los nudillos, con tus dedos, con tus manos en forma de cuchara, extendidas, dobladas, con el dorso de la mano, con la palma.

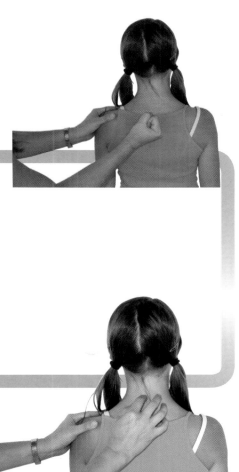

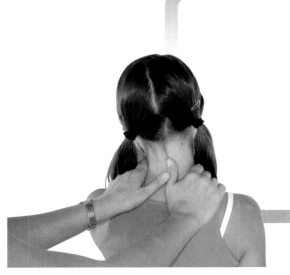

Masaje con pelotas suaves y duras

Un niño se acuesta sobre una pelota suiza, y otro niño lo mece suave y lento.

Debajo del pie colocar una pelota de tenis y masajear a placer, con las pelotas suaves masajear piernas, espalda, frente, abdomen etcétera

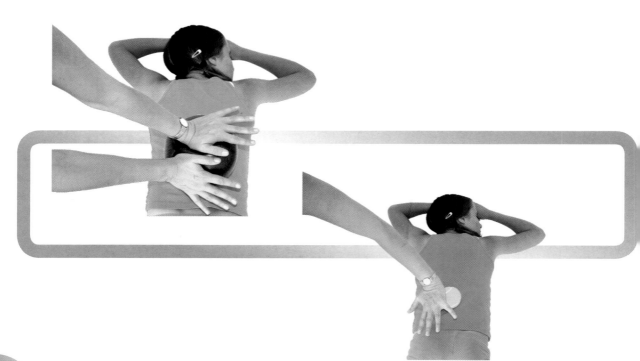

Masaje con calor corporal

Se frotan las manos hasta que se calienten, suavemente se colocan en la
región a relajar, llevando la circulación hacia el corazón.

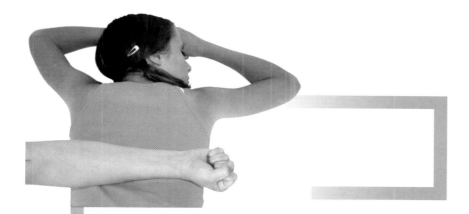

**Siente que necesita tu cuerpo y
aprende a darte un auto masaje, o
diles a tus papás que te hagan un
masaje suave antes de dormirte o
cuando necesites relajarte, tú también puedes hacerles un masaje a
tus papás.**

Metamorfosis

Esta es la parte final, donde te debes de envolver o poner lo más cómodo posible, pon música suave y dile a tus papás que te lean alguna de las siguientes visualizaciones, también puedes usar tu imaginación y relajarte a través del pensamiento que pongas en tu mente. La clave está en que tu cuerpo se relaje por completo y tu mente se quede en blanco o con un solo pensamiento. Para estar sano necesitas músculos fuertes, resistentes y veloces; es tan importante saber estresarlos como relajarlos, al hacerlo te sentirás y estarás muy bien.

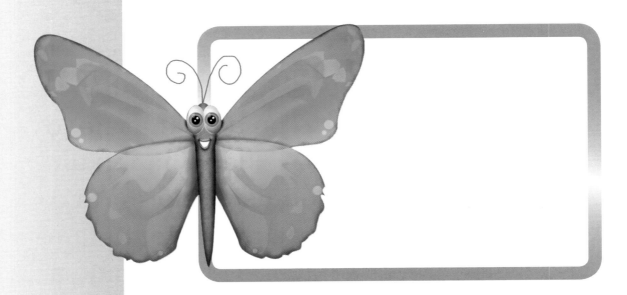

Visualización metamorfosis

Estás dentro de un capullo, calientito y muy cómodo, tu cuerpo se relaja completamente mientras cuelgas de un árbol y entra luz entre el capullo iluminando tu cuerpo suspendido en el aire. Imagina que tus alas comienzan a formarse al relajar tu espalda, tu abdomen, tus piernas; pinta tus alas de los colores que más te gustan, muy lento y suave comienza a estirarte como si quisieras abrirlas y enseñarlas, estírate, crece y ¡a volar!

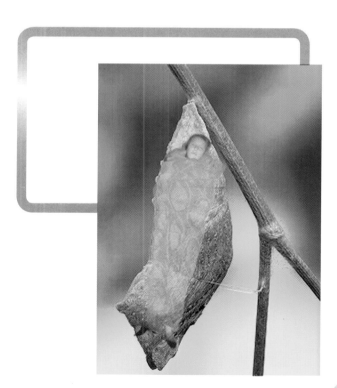

Visualización espiral mágica

Recorriendo desde la punta de los pies, relaja los dedos uno por uno, imagina una espiral que comienza a recorrer tu cuerpo comenzando por tus pies, ésta es mágica y cuando toca un músculo se ilumina y flota, recorre la espiral entre tus plantas y dorso de tus pies, sube y recorre tus tobillos, sigue subiendo muy lento hasta llegar a tus rodillas, tus piernas comienzan a flotar iluminadas, sigue subiendo recorre la espiral en tu torso, brazos, cuello, nuca, cabeza, ojos, línea entre tus ojos, cuando tu cuerpo este completamente iluminado solo déjalo flotar.

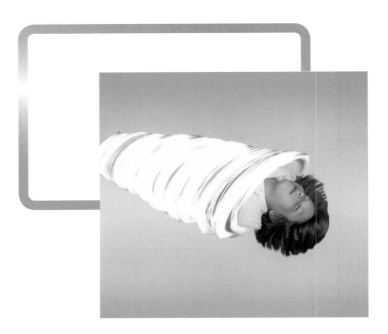

Visualización pluma de pájaro recien nacido

Acaba de nacer un pajarito, éste es pequeño y frágil, su mami va en busca de alimento para traérselo, pasan algunos días y éste comienza a crecer; por fin le salen algunas plumas, al intentar su primer vuelo una de éstas cae suave y lento. Conviértete en esa pequeña pluma, el viento te levanta y te lleva suave y ligero de un lugar a otro, flota por los lugares que más te agradan, visualízalos del color que tú elijas, recorre el mundo entero y pinta tu propio mundo: Flota, vuela, construye, conoce y reconoce a través de tu imaginación.

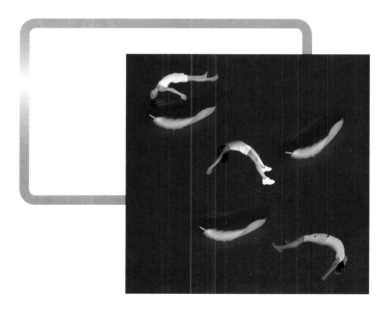

Rutina para una semana

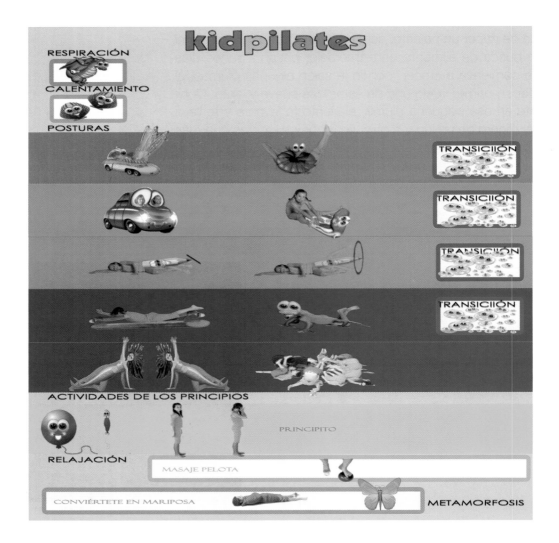

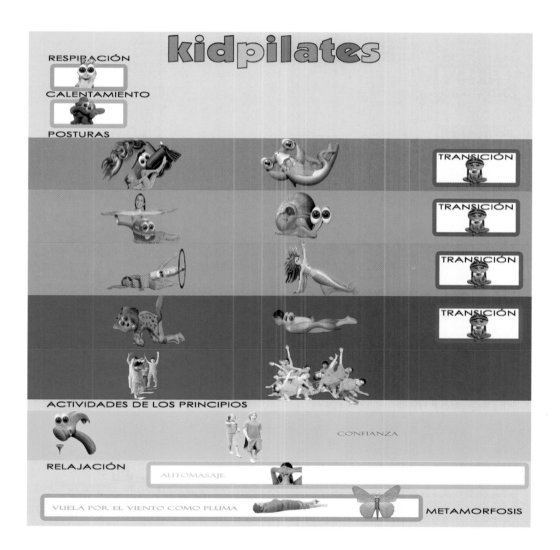

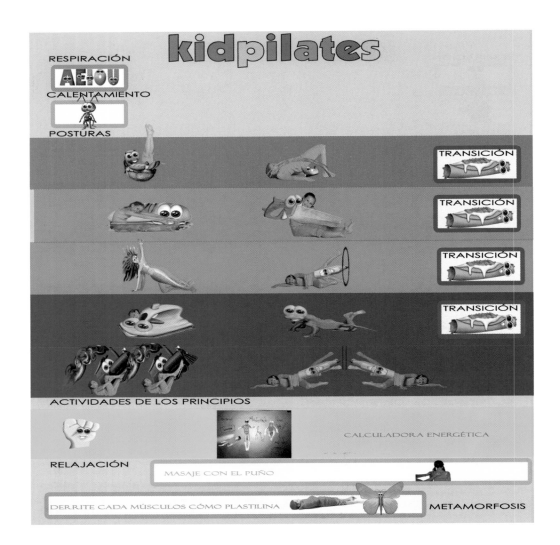

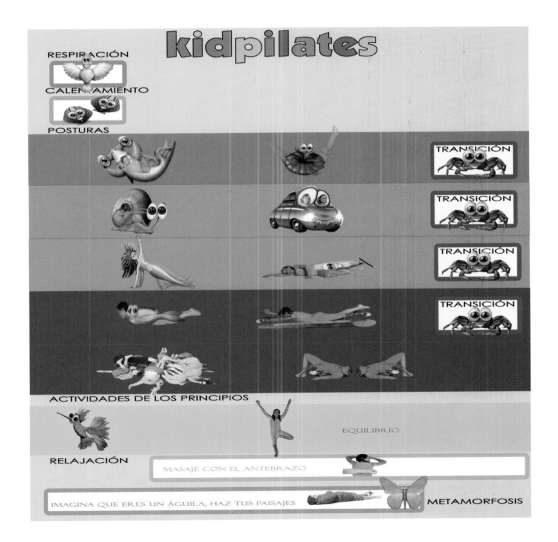

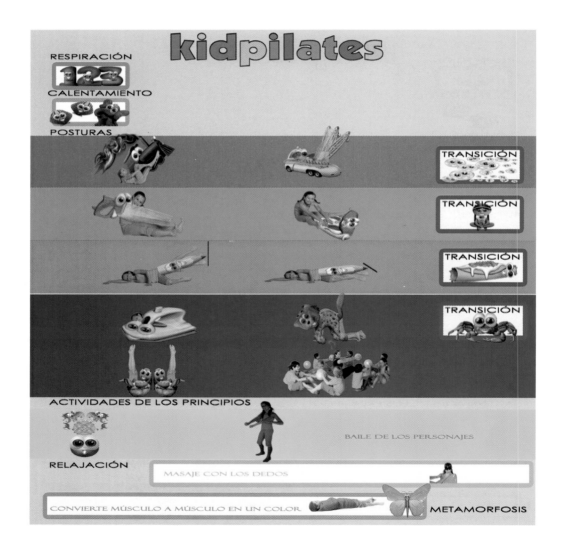

Rutina para una semana de 10 minutos
(rutina para 10 minutos diario)
Especialmente diseñada para eliminar grasa abdominal

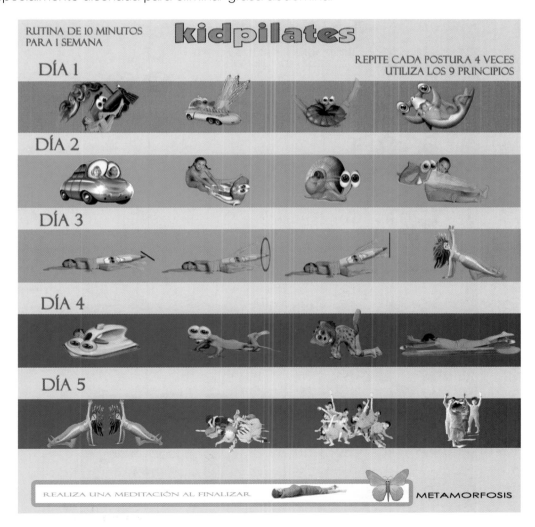

RUTINA DE 10 MINUTOS
PARA 1 SEMANA

kidpilates

REPITE CADA POSTURA 4 VECES
UTILIZA LOS 9 PRINCIPIOS

DÍA 1

DÍA 2

DÍA 3

DÍA 4

DÍA 5

REALIZA UNA MEDITACIÓN AL FINALIZAR

METAMORFOSIS

141

Rutina para modificar tu estado de ánimo y emociones

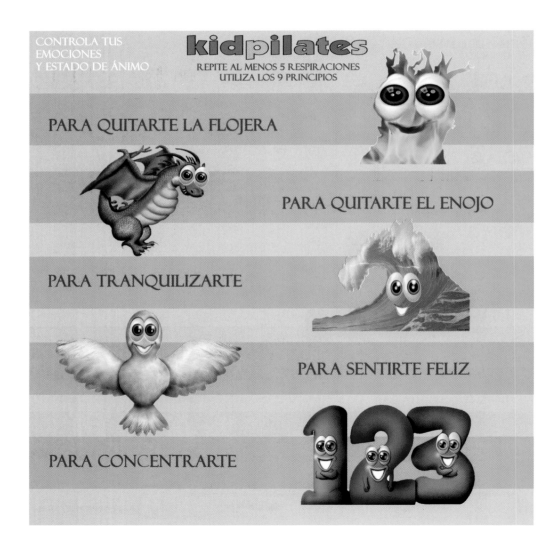

CONTROLA TUS EMOCIONES Y ESTADO DE ÁNIMO

kidpilates

REPITE AL MENOS 5 RESPIRACIONES
UTILIZA LOS 9 PRINCIPIOS

PARA QUITARTE LA FLOJERA

PARA QUITARTE EL ENOJO

PARA TRANQUILIZARTE

PARA SENTIRTE FELIZ

PARA CONCENTRARTE

Glosario

Pilates.- Disciplina que une cuerpo, mente y consciencia a través del movimiento y de posturas específicas. Esta metodología fue inventada por Joseph Pilates y él le llamo Controlgía está basada en disciplinas como yoga, boxeo, equilibrio y rehabilitación.

Controlgía.- Es la disciplina que une ocho principios (concentración, control, centro, respiración, precisión, fluidez, aislamiento e intuición) para lograr hacer movimientos físicos bajo un estricto control de consciencia.

Articulación.- Unión entre uno o más huesos.

Flexibilidad.- Es la capacidad del rango de movimiento de una articulación.

Equilibrio.- Balance, entender entre dos opuestos un punto medio.

Balance.- Mantener un equilibrio, armonía entre cosas diversas.

Fuerza.- Es la cualidad física de un músculo para poder resistir un peso.

Resistencia.- Es la cualidad física de un músculo de poder mantener la contracción durante un tiempo determinado.

Físico-Mental.- Cuando se hace consciente la conexión entre mente y cuerpo.

Elasticidad.- La capacidad de retorno de un músculo para regresar a su origen.

Anatomía- El estudio de las formas y localización de nuestros órganos.

Fisiología.- El estudio de cómo funcionan nuestros órganos.

Cinestesia.- Es el estudio del movimiento de nuestro cuerpo.

Conciencia.- Conocimiento inmediato que el sujeto tiene de sí mismo, de sus actos y reflexiones.

Exhalar.- Sacar aire de tu cuerpo.

Inhalar.- Meter aire a tu cuerpo.

Recto abdominal.- Músculo superficial abdominal que se encuentran en el centro de tu torso, forma parte de tu centro.

Oblicuos.- Músculos abdominales que se encuentran en la parte lateral de tu torso.

Omóplatos.- Huesos planos que están en la espalda.

Escápulas.- Omóplatos (huesos planos en la espalda).

Vértebra.- Huesos que conforman la columna vertebral.

Columna vertebral.- Grupo de vértebras unidas que sirven para sostener nuestro cuerpo.

Tíbiales.- Músculos que se encuentren desde la rodilla hasta el tobillo.

Contracción.- Se le llama así cuando la distancia entre los tejidos se acorta.

Cóccix.- El último hueso de la columna vertebral.

Cadera.- Parte saliente a cada lado del cuerpo por debajo de la cintura formada por los huesos superiores de la pelvis.

Tobillos.-La unión entre los huesos de la pierna y el pie.

Talón.- Parte posterior del pie.

Respiración.- Inhalar y exhalar.

Neutro.- Donde la columna vertebral carga el menor peso posible.

Concentración.- Focalizar en un punto.

Control.- Dominio.

Centro.- Utilizar los siguiente grupos musculares en conjunto; abdomen, espalda, glúteos e Isquiotibiales.- Grupo de varios músculos; muslo posterior: semitendinosos, semimembranosos y bíceps femorales.

Fluidez.- Que sea continuo nunca frena.

Precisión.- Que se acerque a lo más exacto.

Aislamiento.- Para que un ejercicio se haga específico necesitas dejar una parte de tu cuerpo sin movimiento.

Intuición.- Debes de seguir tu instinto, si hay dolor baja la intensidad o detente.

Muslo.- Músculos que rodean el fémur.

Postura.- Es la manera en que acomodas tu cuerpo.

Bibliografía

- Saal J. (1987). Flexibility training. En: J. A. Saal (Ed.). **Physical Medicine and Rehabiliotation: State of the Art Reviews** , Philadelphia: Hanley & Belfus Inc.

- Melissa Cosby, Strtching **& Toning for Flexibility and definition**, Main Street, New York

- Victor Ocheretny, **La Mancha Blanca de la Medicina,** KIEV, 1999

- Vladimir Vasichkin, **Todo Acerca del Masaje,** Astress, Moscú, 1998

- Rosie Linda Harness y Nuro Weidemann, Masajes, MoviMiento

- Bill Dresbach, **Silueta Magazine all right reserved (ISSN 1077.4718)**

- Nigel Dawes y Fiona Harrold**,** La **curación por medio del masaje,** Edaf Madrid, 1995

- Programa Nacional de Activación Física, preescolar , CONADE, Secretaría de Educación Pública, CONCEBA

- Tom Wujec, **Gimnasia Mental,** Martínez Roca, 1985

- Rolf Wirhed, **Habilidad atlética y anatomía del movimiento, FEMEDE**

- Silverstein, A. (1983). *Human Anatomy and Physiology* . John Wiley & Sons, Inc.

- Ken Dychtwald, **Cuerpo-Mente,** Lasser Press Mexicana, S.A

- Soler Brooke. **El método de Pilates**, paidolo

- **Puro Pilates**. Dillmar.

- Joseph H Pilates and William John Miller, **Return to life though Contrology**, Presentation Dynamics Inc., 1945

- Manuales Pilates básico, Pilates accesorios, Pilates embarazo, Pilates Intermedio, Pilates avanzado por Sofía Pérez Pavón Vela

- Manual ACE Personal Trainner, The Ultimate Resourse for Fitness Professionals

- Royal Canadian Air Force Excercise plans for Physical Fitness, Simon and Schuster, New York

- DIF, **Indicadores de bienestar para niños y niñas menores de 6 años**, proyecto intersectorial

- Joaquín Benito Vallejo, **Cuerpo en armonía**, INDE publicaciones

- Alfred A. Tomatis, **The Conscious Ear**, Barrytown, New York

- Mariano Moraleda, **Psicología del desarrolla Infancia adolescencia madurez y senectud**, Alfaomega

- Shelley Whitlatch, ms **Fitplay a health-focused fitness curriculum for children age 3-13 years**, DSW FITNESS

- Klauus u Benner, **Atlas de Anatomñia**,, Dianna

- Jim Johnson, P.T. **The multifidus Back Pain Solution**, The Spine Journal

- Vargas.Palacios, **Anatomia Fisiología e higiene**, Publicaciones culturales

- Sandy Henry, **Juegos de papel y tijeras**, Selector

- Blanca Olivas, **Adivinanzas para niños**, Editoriales Mexicanas Unidos

- Ana Vélez, **Teatro escola**r, ediciones mexicanas unidas

Kidpilates, de Sofía-Pérez Pavón Vela
se terminó de imprimir en septiembre de 2009
Quebecor World S.A. de C.V.
Fracc. Agro Industrial La Cruz
El Marqués, Querétaro
México